JN246250

監修　日本デジタルパソロジー研究会

デジタルパソロジー入門

篠原出版新社

目　次

① まえがき

　近年、WSI（Whole Slide Imaging）スキャナの普及に伴い、デジタルパソロジーは病理診断の手法の一つとして広く認識されるようになってきた。日本のデジタルパソロジーは、特に地方における診断病理医の不足を補う目的のテレパソロジーを基盤として発展してきた経緯があり、そこにWSI技術が導入され、病理診断が物理的なスライドガラスから解き放たれることによって、急激にその活躍の場を広げてきた。しかし、デジタルパソロジーの実際について網羅した成書は、欧米を含めてもほとんど見られない。したがって、現場で役立つ最新かつ標準的なテキストブックの作製が要望されてきた。

　そのような状況のもと、「日本デジタルパソロジー研究会」の主要な会員を中心とした日本の代表的な専門家により「デジタルパソロジー入門」が完成した。デジタルパソロジーは時代の最先端を行くデジタル技術の応用であり、執筆者は病理医のみならず、検査技師、WSI、光学系、通信系などのベンターを含め、多岐にわたる分野の第一人者にお願いした。幸い、多くの執筆者の熱い支援を得て今回刊行にこぎつけることができた。デジタルパソロジーの最新かつ標準的な体系を伝えることができたと思い、執筆者各位には深く感謝している。

　本書は、顕微鏡画像の基礎知識、情報通信技術の基礎知識、WSIシステムの基礎知識、病理診断の基礎知識、デジタルパソロジーの応用、デジタルパソロジーの現状と未来、付録の各章により構成されている。デジタルパソロジーの大部分の分野を網羅しており、実際の応用に役立つものと確信している。

　しかし、この分野はまだ新しく、応用における考え方もまだ統一されているとはいいがたい。現在、デジタルパソロジーのガイドラインの作成が進んでおり、応用についてはそちらでさらに検討されることとなろう。さらにデジタル技術は日進月歩であり、最新の情報も簡単に陳腐化するのもまた事実である。本書も技術の進歩に伴って改訂を繰り返していく必要があると考えている。

　最後に、今回の出版に当たり篠原出版新社の関係者の皆様にも厚く御礼申し上げる。

2017年6月

日本デジタルパソロジー研究会会長
（国際医療福祉大学医学部病理　教授）
森　一郎

2 顕微鏡画像の基礎知識

2.1 光と色の基礎知識

1. 電磁波と光

電磁波は、波長によって呼び方が異なる。概ね波長が0.1mmより長い電磁波を電波といい、波長が1nmより短い電磁波をX線あるいはγ線という。X線とγ線の違いは波長ではなく、電子の状態遷移により発生するものがX線、原子核の状態遷移によって発生するものがγ線とされている。

電波とX線の間が広義の光である。ヒトの眼の感じることのできる光は可視光線（狭義の光）と呼ばれ、波長範囲はおよそ380nmから780nmである。380nm（紫）より短い波長の光を紫外線といい、780nm（赤）よりも長い波長の光を赤外線という。可視光線のスペクトルは日本では7色に分けられ、波長の長い方から「赤」、「橙」、「黄」、「緑」、「青」、「藍」、「紫」の色が識別されている。これらの波長（色）の混合によりさまざまな色が構成される。

なお、ヒトの眼の感度は、光の波長により異なる。これを比視感度という。比視感度のピーク波長は555nmとされ、概ねベルカーブ状の曲線を描き低下し、波長が長いほうでは780nm、短いほうでは380nm付近で感度がなくなる。

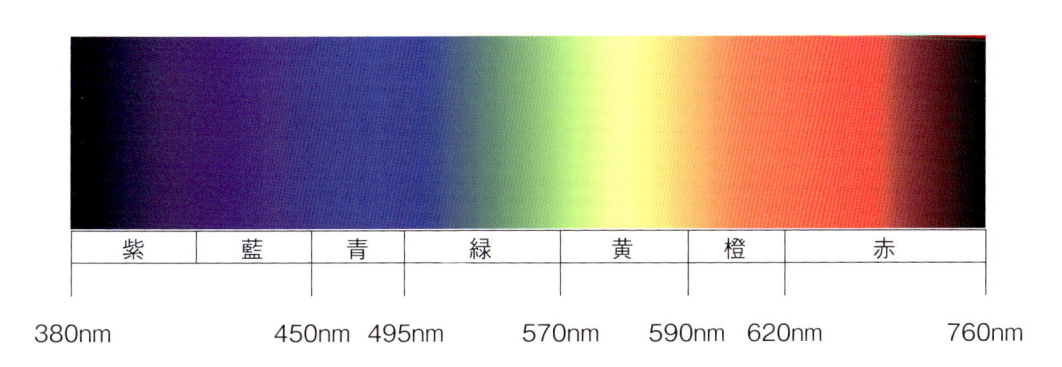

図1　可視光線

2. 眼の構造と色覚の仕組み

　眼は、光を感知する器官である。眼の構造はカメラに例えられ、光は角膜、前房を通り、瞳孔から水晶体・硝子体を経由し、網膜に結像する。瞳孔の大きさを調節する虹彩はカメラの絞りに相当し、目に入る光量を調節する。水晶体や硝子体はレンズに相当する。焦点の調節は毛様体筋により水晶体の厚みを変えることで実現される。網膜上には、視細胞が分布しており、これがカメラのフィルムや撮像デバイスに相当する。視細胞で捉えられた光の刺激は視神経を通して脳に送られ、処理される。視神経の出口は盲点といい、ここでは光を感ずることができない。

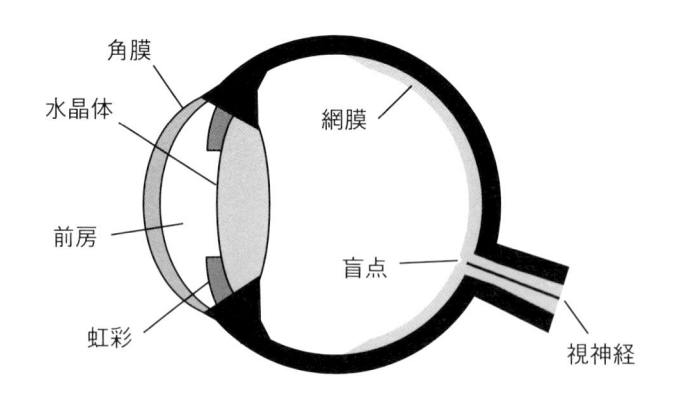

図 2　眼球の構造

　視細胞は桿体細胞と錐体細胞に大別される。桿体細胞は直径が $2\,\mu$m、長さが $40 \sim 60$ μm の細長い細胞で、網膜上には 1 億 2 千万個程度存在するといわれており、感度が高く主に暗いところで働くが、色覚には関与していない。錐体細胞は、直径が $2.5 \sim 7.5\,\mu$m、長さが $28 \sim 85\,\mu$m、先端が錐のようにとがった形をしている。網膜上には、錐体細胞が 65 万個程度あり、明るいところで働き、色や形の識別に寄与している。

　錐体細胞は、反応する光の波長により 3 種類あり、黄色より長波長に反応する赤錐体、緑などの中波長に反応する緑錐体、短波長の光に応答する青錐体である。これが色覚の元となる。赤錐体は青よりも短波長にも感度を有するため、青と合わせて紫の知覚が得られる。

3. 色の表し方

　色の表し方には、顕色系と混色系がある。顕色系は、色知覚の３つの属性である色相、明度、彩度に基づいて色を視覚的に等間隔になるように配置し、色記号や色番号で表す方法である。マンセル色票はその代表例である。顕色系では色を連続的に表示できないため、カラー画像処理に利用されることはない。

　一方、混色系は光の混合理論に基づき、光の混合割合により色を表現する方法である。これを加色混合という。色を連続的に表現できるため、カラー画像処理に用いられる。上で述べたように、ヒトの眼は、赤（Red, R）・緑（Green, G）・青（Blue, B）の３色に感度を有する視細胞を持ち、色覚を得ている。そこで、これらのRGB3色の光を光の３原色とし、任意の色はRGBの光をある割合で混ぜ合わせることで表現できるという考え方である。このような色の表し方を、RGB表色系といい、国際照明委員会（CIE: The International Commission on Illumination）がその詳細を定めている。RGBの基準波長は、Rが700nm、Gが546.1nm、Bが435.8nmである。等色は図のようにRGBの混合と試験光を見比べ評価する。

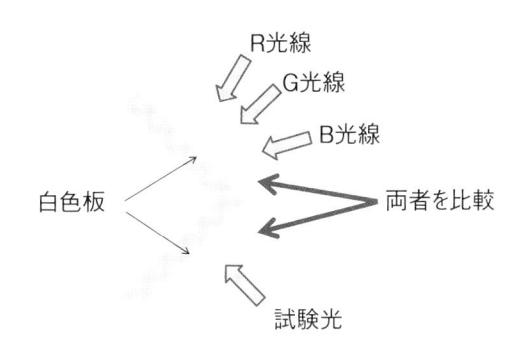

図3　等色試験

　RGB表色系では、色をRGBの３原色の混合割合で表す。すなわち、色は独立したRGBの３変数の組み合わせとなり、これはRGBの３次元空間におけるベクトルの向きを示す。このベクトルが３次元空間におけるR+G+B=1なる平面と交わる点を色度点という。色度点の座標を(r, g, b)と表すと$r+g+b = 1$となり、r, g, bの内の２つの値が定まれば、残りのひとつも定まり、色が決定される。

　しかし、上に述べたようにRの視細胞は青にも感度を持つことから、この混合ではRGBの等色関数に負の部分が存在する。これを回避するため、CIEはRGBを次式で座

標変換した XYZ 表色系を定めた。

$$\begin{bmatrix} X \\ Y \\ X \end{bmatrix} = \begin{bmatrix} 2.7689 & 1.7517 & 1.1302 \\ 1.0000 & 4.5907 & 0.0601 \\ 0.0000 & 0.0565 & 5.6943 \end{bmatrix} \begin{bmatrix} R \\ G \\ B \end{bmatrix} \qquad 2\text{-}1$$

さらに、$x = \frac{X}{X+Y+Z}$、$y = \frac{Y}{X+Y+Z}$、$z = \frac{Z}{X+Y+Z}$ とすると、$x{+}y{+}z = 1$ となる。

すなわち、ここでも x, y, z のうちの 2 つが定まれば残りは定まるため、x, y により色を表すことができる。これを図に表したものが、XYZ 表色系の xy 色度図である。

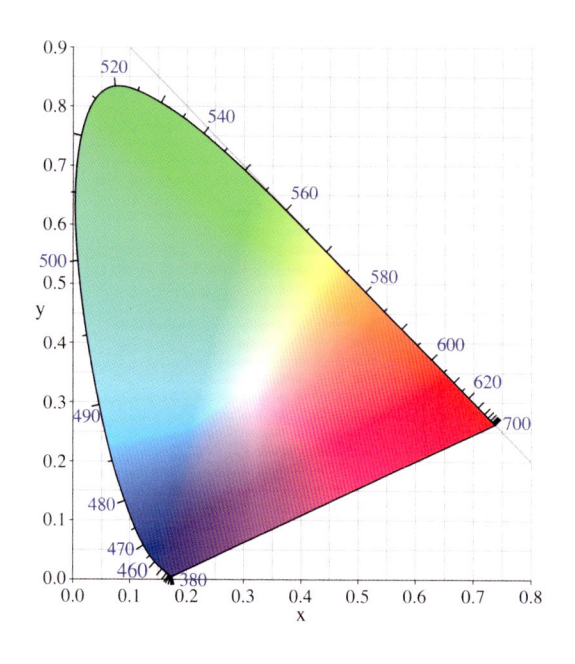

図 4　xv 色度図

なお印刷では、RGB の補色であるイエロー（Yellow、Y・黄色）、マゼンタ（Magenta、M・赤紫）、シアン（Cyan、C・青緑）の 3 色をインク 3 原色とし、それらの混合により色が構成される。これを減色混合という。RGB と YMC の関係は、Y ≒ R ＋ G、M ≒ G ＋ B、M ≒ R+B である。

4. 照明光と色温度

　物体の色（物体色）は、ものの表面で反射してくる光により知覚される表面色と、物体を透過する光により知覚される透過色とに分けられる。前者は、物体の表面の反射スペクトル分布の違いによって、後者は物体の透過スペクトル分布の違いにより生ずる。しかし、物体色を知覚するためには物が自ら光を発しないかぎり、照明する光が必要であり、その色は物体の色の認識に大きく関わる。

　われわれは、太陽光の下でものを見て色を認識してきたが、照明光が太陽光のように幅広いスペクトルを持たないと、ものの色の判断を誤ることになる。物体色が太陽光の下のように見えるかの照明光の良し悪しを評価する尺度を演色性という。特定波長に偏った光は演色性が悪い。

　あらゆる物体は表面温度に対応した電磁波を放射する。これは物体表面の反射スペクトルの影響を受けるが、その影響を受けない吸収率100％（反射率0％）の理想物体を考える。これを黒体という。黒体の温度が定まればそこから放射される電磁波のスペクトル分布や

表1　光源と色温度

光源	色温度	説明
A 光源	2,856K	白熱電球
B 光源	4,874K	A 光源に青フィルタ
D 光源	6,774K	光源に DG フィルタ
CIE 昼光光源 D_{65}	6,500K	キセノンランプ
スタジオ撮影用ライト（タングステンランプ）	3,200K	タングステンタイプのフイルムに対応
太陽光線	5,500K	デイライトタイプのフイルムに対応
蛍光灯・LED	3,000K	電球色
	3,500K	温白色
	4,200K	白色
	5,000K	昼白色
	6,500K	昼光色
NTSC テレビ色基準	6,500K	米国・D65
	9.300K	日本

放射強度最大波長は定まる。黒体放射の強度最大波長は常温付近でおよそ 10 μm、2,000K ではおよそ 1.5 μm の赤外線である。

　そこで、照明光の色を黒体の温度で表したものを色温度という。色温度の単位は絶対温度のケルビン・K で表す。色温度が低いほど赤みを帯びた光であり、色温度を高くしていくと、黄みを帯びた白色から、さらに高温になると青みがかった白色となる。照明光の色温度は、物体色の把握に重大な影響を及ぼすので、用途に応じ適切に選択する必要がある。

　主な光源とその色温度を**表 1** に示す。

5. 光の計測に関連する用語

　光の計測に関連する主要な用語を以下に説明する。

表 2　光の計測に関わる主要な用語

用語	説明	単位（読み）
光束	人間の眼に入ることで感ずる光の量に関する心理物理量。光量を表すのでに使用する。	lm（ルーメン）
光度	光束が放射されている方向の単位立体角に含まれる光束 (lm/sr)。面積の小さな光源の明るさを表すのに使用する。	cd（カンデラ）
照度	対象面に垂直に入射する単位面積当たりの光束 (lm/㎡)。照明される面の明るさを表すのに使用する。	lux、lx（ルックス）
輝度	① 1cd の光源から 1m の距離の光線に垂直面の照度は 1lux である。 ② 2000lm の光源で 10㎡の面積を垂直かつ均一に照明すると、照度は 200lux である。	lux、lx（ルックス）

（東福寺 幾夫）

《文献》
1) 川上元郎. 色のおはなし. 日本規格協会, 1992
2) 谷口慶治, 張小忙. デジタル色彩工学. 共立出版, 2012
3) Wikipedia

2.2 顕微鏡光学系の基礎知識

1. レンズの基礎

　レンズを使って物体の像をつくる方法には、撮像素子上に実際の像（実像）をつくる方法と、ルーペ（虫眼鏡・拡大鏡）のように見かけの像（虚像）をつくる方法に大別される。図1に凸レンズにより実像をつくる様子を示す。a）は物体がレンズの前側焦点 F より f（f はレンズの焦点距離）以上遠くにある場合で、縮小された倒立の実像が得られる。b）は物体が F よりわずかに遠くにある場合で、拡大された倒立の実像が得られる。このとき、レンズから物体までの距離を a、像までの距離を b、実像の倍率を M とすると、それぞれの関係は次の式で与えられる。

$$\frac{1}{a} + \frac{1}{b} = \frac{1}{f} \qquad M = \frac{b}{a}$$

　一方、図2は凸レンズにより虚像をつくる様子を示したもので、物体をレンズの前側焦点 F より近くに置くと実像はできないが、レンズのすぐ後ろに目をもってくると拡大された正立の虚像が見える。この場合、物体とレンズの前側焦点との位置関係によって虚像の大きさは異なる。ルーペの表示倍率 M_L は、虚像が目から250mm離れた位置（これ

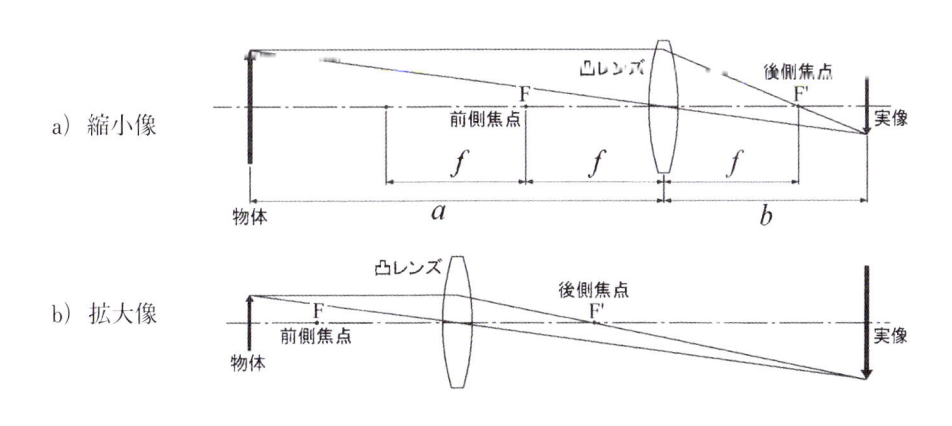

図1　凸レンズと実像

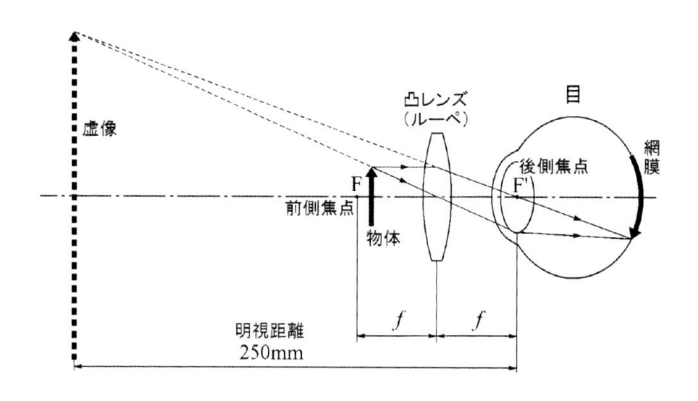

図2 凸レンズと虚像

を明視距離と呼ぶ）につくられる場合に、その虚像が実物の何倍になるかを示したもので、レンズの焦点距離を f とすると、$M_L = 250/f$ で与えられる。

2. 顕微鏡光学系の構成

（1）顕微鏡の拡大原理

　通常の光学顕微鏡は、一組の凸レンズ系から成り立っている。その一つは、標本に近接する対物レンズで、他の一つは目に近接する接眼レンズである。図3に示すように、対物レンズの前側焦点 F_o のわずか外側に物体 AB を置くと、対物レンズによって拡大された

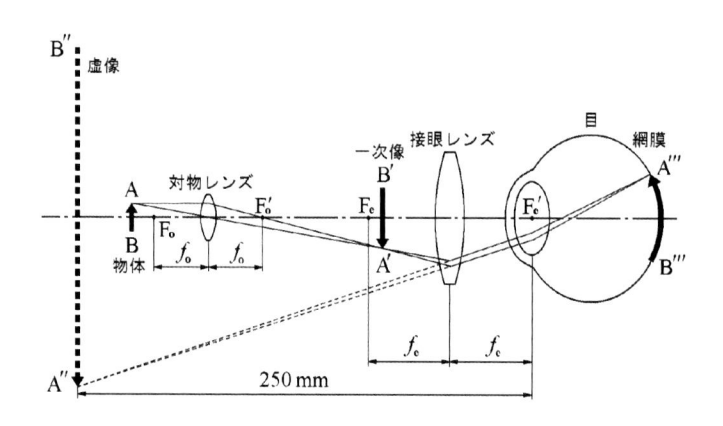

図3 顕微鏡による拡大原理

倒立の実像 A'B'（一次像）がつくられる。この像の位置を接眼レンズの前側焦点 Fe のわずか内側にもってくる（つまりピントを合わせる）と、明視距離に A'B' の拡大された虚像 A"B" を観察することができる。

（2）倍率

接眼レンズを用いた場合、顕微鏡の総合倍率 M は、次のとおり簡単に計算できる。

M ＝対物レンズの倍率 M_o ×接眼レンズの倍率 M_e

また、対物レンズの像を撮像素子に投影する場合は、投影レンズの倍率 M_p との積になる。

M ＝対物レンズの倍率 M_o × 投影レンズの倍率 M_p

さらにモニタで観察する場合は、モニタサイズと撮像素子の結像寸法との比が掛かってくる。

M ＝対物レンズの倍率 M_o ×投影レンズの倍率 M_p ×モニタサイズ
／撮像素子サイズ

例えば、対物レンズが 40 倍、投影レンズの倍率が 0.5 倍、2/3 インチ CCD（対角寸法 11 mm）、モニタサイズ 17 インチ（1 インチ＝25.4 mm）の組合せの場合、モニタ画面における倍率は

$M = 40 \times 0.5 \times 17 \times 25.4 \div 11 = 785$ 倍

となる。

（3）観察範囲

顕微鏡で観察している試料面上の大きさ（直径）を実視野と呼び、次の式により計算される。

実視野 ＝ 接眼レンズの視野数 FN／対物レンズの倍率 M_o

接眼レンズの視野数（FN：Field Number）は視野絞りの直径で決まる値で、通常接眼レンズ本体に表示されている。例えば、視野数 22 の接眼レンズを使っていて対物レンズの倍率が 40 倍のとき、

実視野は 22 ： 40 ＝ 0.55mm となる。

（4）顕微鏡光学系の構成

顕微鏡光学系は基本的に結像系（対物レンズ、結像レンズなど）、観察・記録系（接眼レンズ・投影レンズなど）、及び照明系（コレクタレンズ、コンデンサレンズなど）から構成される。図 4 に代表的な正立型生物顕微鏡の光学系構成（光路図）を示す。

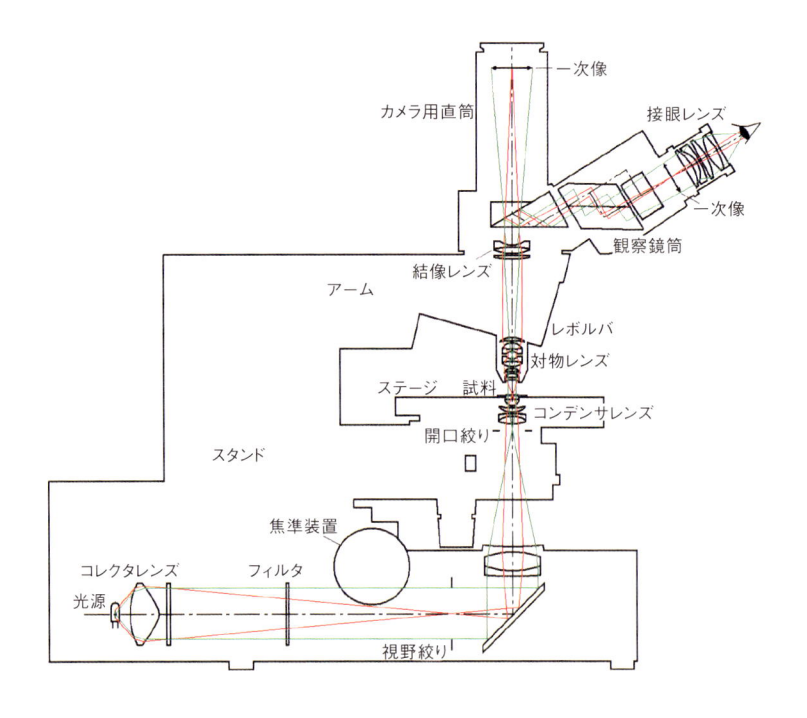

図 4　正立生物顕微鏡の光学系構成（光路図）

3. 対物レンズ

　対物レンズは顕微鏡の性能を決定付ける最も重要な部分である。大手の顕微鏡メーカでは百数十種類もの対物レンズをラインナップしており、それらを大別すると性能、用途、倍率によって分類される。

（1）性能による分類
　理想的な結像からのズレを収差と呼び、この収差補正の程度により以下のように分類される。

①アクロマート Achromat：赤及び青の 2 波長に対し色収差（波長毎によるピントずれ）を補正。
②アポクロマート Apochromat：赤、青及び紫の 3 波長に対し色収差を補正。
③セミアポクロマート（フルオリート Fluorite）：アクロマートとアポクロマートの中間程度の色収差補正。
④プラン Plan：視野中心から周辺まで同時にピントが合うように像面湾曲・非点収差

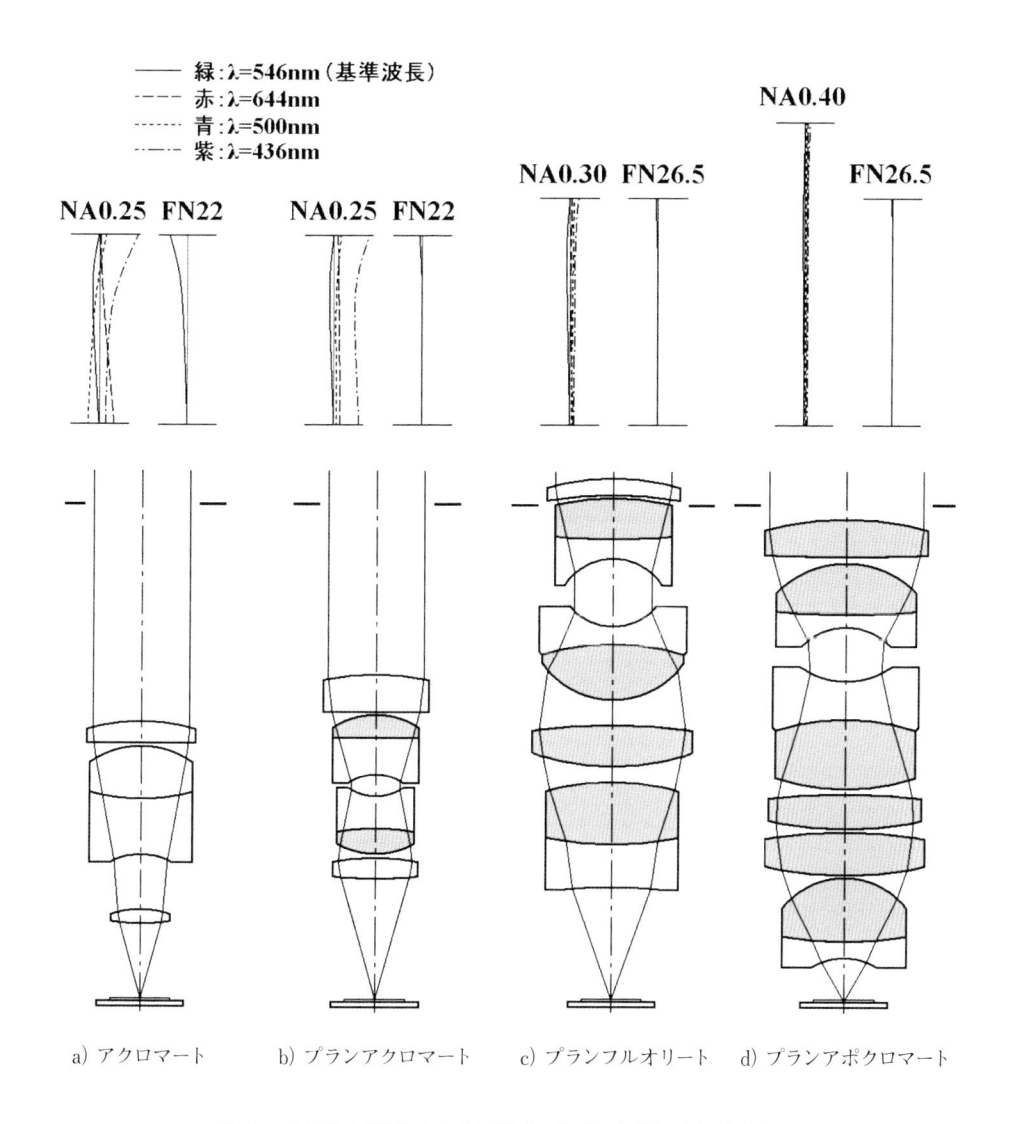

図5　10倍対物レンズの構成（下）と収差図（上）
（収差図は各対物レンズにつき左が色収差、右が像面湾曲を示す）

　等を補正。

　したがって、最も基本的な対物レンズはアクロマート、標準的な対物レンズはプランアクロマート、最高級対物レンズはプランアポクロマートとなる。

　図5にa）アクロマート、b）プランアクロマート、c）プランフルオリート、d）プランアポクロマートの各10倍 対物レンズの構成と、視野中心の球面収差・色収差、視野周辺の像面湾曲の例を示す。また、構成図の中の灰色のレンズは蛍石（フルオリート）と類似の光学特性を持つ特殊低分散ガラス（ED ガラス）であることを示しており、高度の

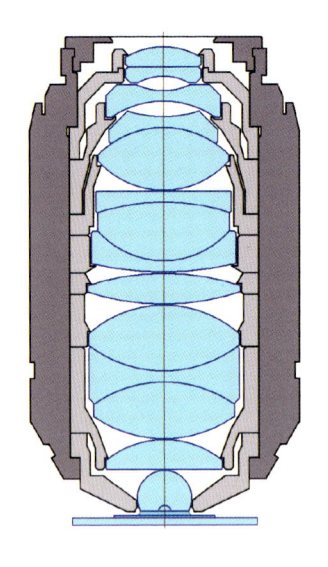

図6　最高級対物レンズ

色収差補正を可能にしている。**図6**は最高級対物レンズであるプランアポクロマート 100 倍（油浸）の断面図で、8 群 15 枚ものレンズから構成されている。

(2) 用途による分類

　次に用途による分類では、生物用と工業用に分けられる。生物用はカバーガラス厚さ（通常 0.17 mm、培養用は 1 mm 前後）を考慮した設計になっているが、工業用はカバーガラス厚さを考慮していない。ただし、生物用対物レンズでも血液塗抹標本などではノーカバー用のものを用いる。

　さらに観察法の種類によっても分類があり、位相板を内蔵した位相差用対物レンズ、光学ひずみを除去した偏光用・微分干渉用対物レンズ、近紫外の透過率を高め自家蛍光の少ない光学ガラスで設計された落射蛍光用対物レンズなどある。近年、観察法が複合して使われることが多くなり、すべての観察法に適合できる対物レンズの要望が高まっているが、設計・製造技術の進歩、新しい光学ガラスの開発、コーティング技術の向上により、それぞれの観察法でも優れた性能を発揮する、いわゆるユニバーサル対物レンズが実現されてきている（**図5**では c) 及び d) がユニバーサル対物レンズである）。

(3) 倍率による分類

　対物レンズの倍率は、ISO や JIS に規定された値をベースに設定されている（ISO 8039, JIS B 7254）。極低倍（1 × や 2.5 ×など）から超高倍（150 ×や 250 ×など）があるが、通常は 4 ×（5 ×）、10 ×、20 ×、40 ×（50 ×）、60 ×、100 ×の組合せが一般

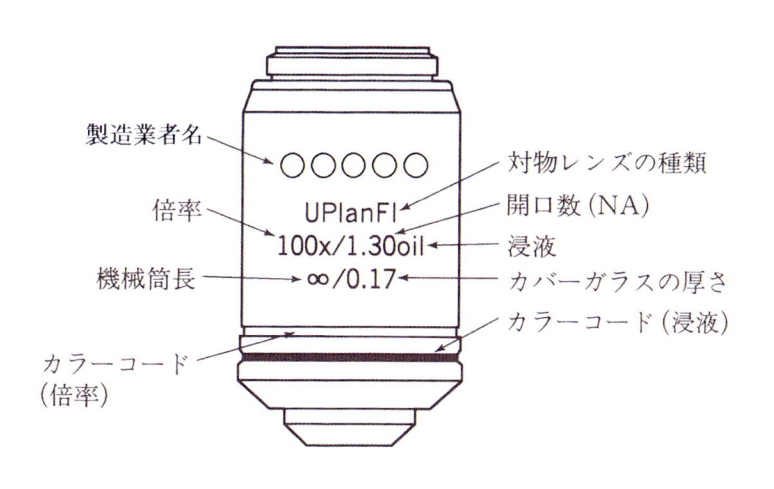

図7 対物レンズの表示例

表1 対物レンズ倍率カラーリング

倍率	1/1.25	1.6/2	2.5/3.2	4/5	6.3/8	10/12.5	16/20	25/32	40/50	60/63/80	≧ 100
カラーリング	黒	灰色	茶色	赤	オレンジ	黄	明るい緑	暗い緑	明るい青	暗い青	白

表2 対物レンズの液浸媒質カラーリング

媒質	空気	オイル[注]	水	グリセリン	その他
カラーリング	無印	黒	白	オレンジ	赤

[注] ISO 8038, JIS K 2400 に規定する液浸油を示す

的である。また 16×、32×、63× などの倍率を持つ対物レンズがあるが、これらは標準数 R10（10 の 10 乗根）の数列に基づいている。

　対物レンズの表示は、ISO 8578, JIS B 7252 に規定されており、製造業社名、種別、倍率、開口数、用途、機械筒長、カバーガラス厚、対物視野数などのほか、倍率や浸液を表すカラーバンドが付けられている。図7 及び表 1, 2 にこれらの表示例を示す。

(4)　分解能と開口数

　顕微鏡は物体を拡大して観察する装置であり、その性能を表す数値として倍率も大切であるが、物体の細部を確実に識別できることの方が重要である。この能力のことを分解能といい、微小に接近している 2 点を識別できる最小の距離で表される。この最小距離（解

像限界）を δ とすると、

$$\delta = \mathrm{k}\ \lambda\ /NA$$

で表される。

　ここで、k は係数で条件により異なるが、一般にはレーリーの分解能と呼ばれる 0.61 が用いられることが多い。λ は使用する光の波長であり、通常は 0.55 μm（最も目の感度が高い緑色の波長）である。NA は開口数（Numerical aperture）と呼ばれ、対物レンズの性能を決める上で最も重要な数値で、次の式で与えられる。

$$NA = n \sin\ \theta$$

　ここで、n は物体側空間の媒質の屈折率、θ は開口角といい軸上の 1 点から出て対物レンズに入る光のうち一番外側になる角度となる（図 8）。この式から、対物レンズの開口数が大きいほど分解能が小さい（解像力が高い）ことが分かる。乾燥系対物レンズの場合、媒質は空気で $n = 1$ のため NA は 1 を超えることはなく、実際には 0.95（$\theta = 72°$）が最大となる。また対物レンズと試料（カバーガラス）との間を液体で満たす液浸対物レンズの場合、液浸オイルでは $n = 1.515$ のため、最大 NA は 1.45 程度、水浸では $n = 1.33$ のため、最大 NA は 1.25 程度となる。開口数が 1.45 の油浸対物レンズを使用して可視光観察を行う場合、分解能 δ は

$$\delta = 0.61 \times 550\ \mathrm{nm}/1.45 \fallingdotseq 200\mathrm{nm}\ (= 0.2\mu\mathrm{m})$$

となり、これが通常の光学顕微鏡の最小分解能となる。

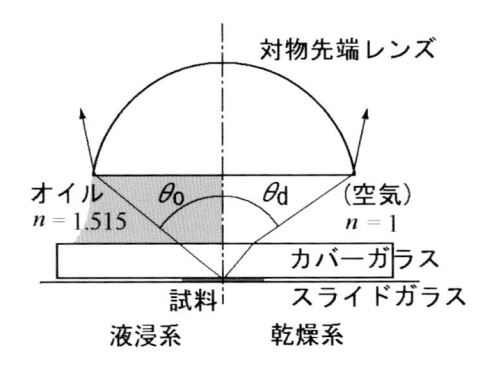

図 8　開口数の説明図

ただし、前述のとおり、これはあくまでも2点分解能の値であり、微小物体の存在や動きに関してはより小さい値のものが検出可能である。分解能は倍率とは直接関係はなく、拡大倍率だけを大きくしても分解能を超える微細構造は識別できない。適正な拡大倍率は対物レンズの開口数によって決まり、観察の場合 $400 \cdot NA \sim 1000 \cdot NA$ とされている。

(5) 焦点深度

顕微鏡で試料を観察した場合、試料の厚さ方向にピントが合う一定の範囲がある。これを（物体側の）焦点深度（Depth of Focus：DOF）と呼び、次の式（ベレック Berek の式）で表される。

$$DOF = n \cdot \left(\frac{\lambda}{2 \times NA^2} + \frac{250000 \times \omega}{M \times NA} \right) \quad (\mu\mathrm{m})$$

n：標本と対物レンズとの間の媒質の屈折率　M：総合倍率　ω：目の分解能（2分＝0.00058rad）上式の第1項は分解能から決まる深度、第2項は観察者の目の分解能から決まる深度で個人差がある。

(6) 機械筒長と同焦点距離

顕微鏡では倍率の変換がし易いように数種の倍率の対物レンズがレボルバに取り付けられている。

この場合、対物レンズのレボルバ取り付け面（胴付）から接眼レンズの取り付け面（胴付）及び標本面までの距離は、対物レンズを転換しても常にピントが合うよう一定の値になっている。前者を機械筒長、後者を同焦点距離と呼ぶ。

機械筒長は有限（160 mm など）のものと無限遠のものとに区分される。機械筒長が無限遠のものは、対物レンズから出た光束は平行（すなわち像の位置が無限遠）であり、結像レンズによって一次像を結ぶ（図4）。この平行光束部分にさまざまな光学素子（フィルタ、偏光板、ミラーなど）を挿脱しても、像のずれや劣化は起こらない。さまざまな観察法の組合せによるシステムの拡張性が重要視されるようになるにつれ、高級顕微鏡では機械筒長無限遠のものが主流となってきている。なお機械筒長無限遠の対物レンズの倍率 $M_o\infty$ は、対物レンズの焦点距離を f_o、結像レンズの焦点距離を ft としたとき、$M_o\infty = f_t/f_o$ で表される。結像レンズの焦点距離はメーカにより異なる（例：オリンパス社180mm、ニコン社200mm など）。同焦点距離は、45mm 又は 60mm が多い。（ISO 9345-2, JIS B 7132）

4. 接眼レンズ

　接眼レンズは、結像系で作られた実像を眼で観察するために、さらに拡大された虚像にする役割を持っている。観察する範囲を規定する視野数も接眼レンズによって様々であるが、標準的な 10 倍接眼レンズの場合、視野数が 18 以上を広視野、23 以上を超広視野と呼んでいる。接眼レンズの鏡筒スリーブ挿入部の外 径は、23.2 mm 及び 30 mm が標準寸法として規定されている（ISO 1097, JIS B 7143）。観察するときの眼の位置（アイポイント）が接眼レンズの端面より離れていると、メガネを掛けたままでも観察できるためハイアイポイントと呼ばれる。また、観察者の両眼の視度の違いを補正するため、視度調整機構がついた接眼レンズもある。図9は接眼レンズの外観を表したもので、各記号は規格（ISO 8578, JIS B 7252）で定められている。

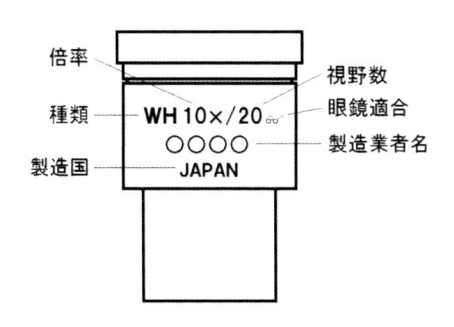

図 9　接眼レンズの表示例

5. 照明光学系

(1) ケーラー照明法
　標本の微小部分を拡大して観察する顕微鏡では、明るさを確保するための照明が不可欠である。最もシンプルな照明装置は、光源には自然光を利用して反射ミラーで顕微鏡に導き、標本面に光を集めるためのコンデンサレンズ（集光器）を用いるものである。
　一方、本格的に観察する場合には専用の照明装置を使う必要があり、この場合、照明系に求められる要件として、白色で十分な明るさがあること、観察範囲全体が均一に照明されること、対物レンズの最大 NA を満たすことが挙げられる。ここで、通常の光源（ハロ

ゲンランプ等）はフィラメント構造になっているため、直接光源の像を標本面に作ると照明ムラが目立って本格的な観察には不向きである。

　こうした問題を解決し、前記要件を全て満たす照明方法がケーラー（Köhler）照明法であり、多くの顕微鏡に採用されている。これは、**図 10** に示すように、光源の像をコンデンサレンズの前側焦点位置に作るもので、標本に対して光源像は無限遠にあることになるので照明ムラは生じない。ケーラー照明では、光源の像位置に開口絞り（明るさ絞り）を、また標本面と共役（物体と像の関係）な位置に視野絞りを置くことができ、これらを調節することにより最適なコントラストが得られる。

　光源には、高輝度で色温度が高いハロゲンランプが広く使われている。ハロゲンランプでは完全な白色光を得るためにカラーバランス（色温度転換）フィルタを使う必要がある。また色温度はランプの電源電圧によっても変わるため、明るさを変える場合は減光フィルタで適宜行う必要がある。

　なお、近年では光源として LED も多く使われ始めているが、色温度や明るさがハロゲンランプに及ばない面もあり、発展途上にあるといえる。

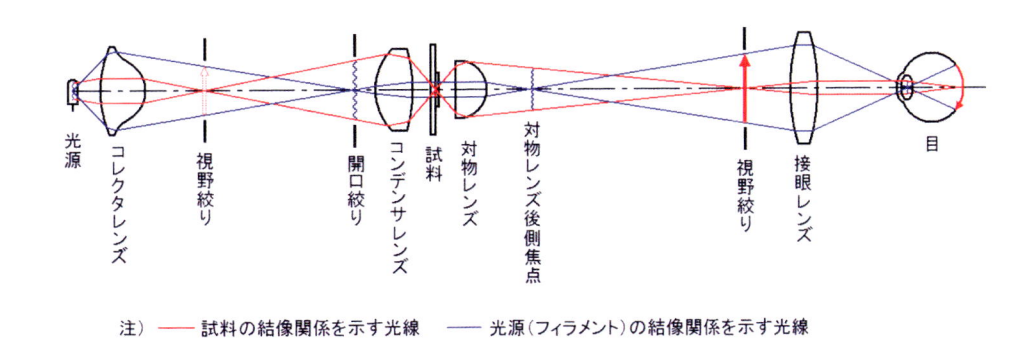

注）　——— 試料の結像関係を示す光線　　——— 光源（フィラメント）の結像関係を示す光線

図 10　ケーラー照明法の構成

(2) コンデンサレンズ

　コンデンサレンズは、照明光を有効に標本面に集光するための装置であるが、目的によって数多くの種類がある（**表 3**）。通常のコンデンサはアッベ（Abbe）型と呼ばれる 2 枚レンズ構成のものが広く使われている。しかし高級対物レンズの性能を十分に発揮させるためには、照明系といえども球面収差や色収差を十分に補正したコンデンサレンズ（アクロマートアプラナートコンデンサ）を使うことが望ましい。また光学の理論から、低倍率のときの実視野と、高倍率の開口数を一つのコンデンサレンズで満足させることは不可能な

ため、対物レンズを低倍・高倍に切り換えたときに、コンデンサの先玉レンズを光路に出し入れするスウィングアウトコンデンサも多く使われる。このほか、様々な観察法（暗視野観察、位相差観察、微分干渉観察、偏光観察）の専用コンデンサ、これら全ての観察が一つで対応できるユニバーサルコンデンサも存在する。

表3　各種コンデンサレンズ

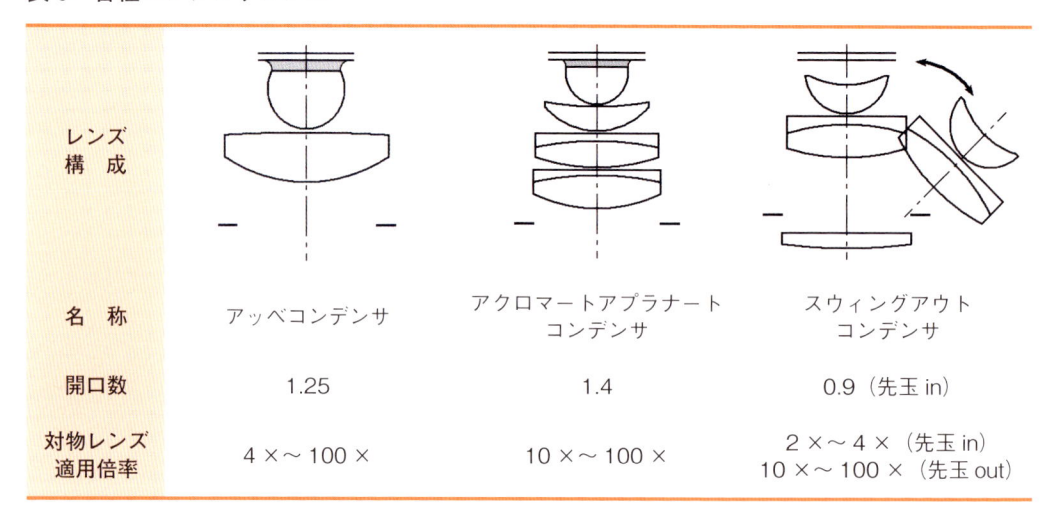

	アッベコンデンサ	アクロマートアプラナートコンデンサ	スウィングアウトコンデンサ
レンズ構成			
名称	アッベコンデンサ	アクロマートアプラナートコンデンサ	スウィングアウトコンデンサ
開口数	1.25	1.4	0.9（先玉 in）
対物レンズ適用倍率	4×〜100×	10×〜100×	2×〜4×（先玉 in） 10×〜100×（先玉 out）

(3) 像の明るさ

顕微鏡における像の明るさは、光源の明るさに加え、対物レンズの開口数 NA や総合倍率によって決まり、次式で与えられる。

$$I = I_0 \times (NA/M_0)^2$$

I：像の明るさ　I_0：試料面の明るさ　M_0：対物レンズの倍率

6. さまざまな観察法

　光は物理学的に波の性質を持っており、人の目や撮像素子などが光を感じる場合、その振幅の大きさは明るさの差、波長の違いは色の差として識別される。一方、培養細胞のように、無色透明な物体は識別が困難である。このように標本を明瞭に観察する方法として、その物体に特有に染まる色素を用いる染色法や、無色透明な物体を透過した光のずれ（位

相）を光学的手段でコントラストをつける観察法が考案されている。

(1) 明視野観察法

　明視野観察法は、照明された標本を直接対物レンズで拡大し、観察・表示・記録する光学顕微鏡の最も一般的な方法である。多くの標本は明視野観察法で直接見ることができるし、透明に近く見にくい物体は、コンデンサレンズの開口絞りを絞ることによってある程度コントラストが付けられる。しかし、より微小な生物構造を観察するためには、標本をミクロトームにより薄片化し、固定するとともに染色する必要がある。これらの手法は、19世紀後半から急速に技術が確立され、現在でも、染色した標本を観察する明視野観察法は、光学顕微鏡の最も一般的な方法として、医学や生物学の研究・検査に幅広く使われている。

(2) 位相差観察法

　(1) で紹介した染色法は組織を固定した後に色素を作用させるため、生きたままの状態で観察できないという欠点がある。光学顕微鏡ほど光の性質を幅広く応用した光学器械はないといっても過言ではなく、20世紀に入ってから、光のもつ様々な現象（屈折、散乱、回折、干渉、偏光、蛍光など）を応用した観察法が発明されている。その中の一つとして、無色透明の標本（位相物体）を、明暗のコントラストに変換して観察可能にした方法を位相差観察法がある。その原理は1932年にゼルニケ（F. Zernike）により考案され、1953年ノーベル物理学賞受賞している。この方法により、生体組織や細胞構造などを生きたまま細部まで観察できるようになり、生物学研究や医学分野を中心に多く用いられている。

　位相差顕微鏡は、図11に示すようにコンデンサの前側焦点位置にリング絞りを置き、それと共役な対物レンズの後側焦点位置にリング状の位相膜を持つ位相板を置いた構成になっている。図12に基づき簡単に原理を説明すると、透明な物体（以下、位相物体）を透過した光Pは、物体の影響を全く受けない直接光Sに回折光Dが合成されたものと考えることができる。このとき位相のずれが十分に小さいものであれば、回折光Dは直接光Sに対して1/4波長だけ位相が遅れている（図12 a）。直接光Sは全て位相板を通過するが、回折光Dは位相物体により回折しているので、位相板を通過するのはごく一部となる。そこで、位相板を通過する光の位相を1/4波長だけ進めさせるように設定しておけば、直接光と回折光の位相は1/2波長ずれることになり、干渉により合成波の振幅I'は、直接光の振幅（背景の明るさ）よりも小さくなる。すなわち、周りより屈折率の高い位相物体に暗いコントラストがついた像が得られる。このとき位相板に吸収膜の機能も付加して直接光の強度を低減させると、コントラストが向上する（図12 b）。これをポジティブ（ダーク）コントラストと呼ぶ。同様に、位相板を通過する光の位相を1/4波長だけ遅らせると、直接光と回折光の位相が合致し、干渉により合成波の振幅I"は直接光の振幅より大きくなり、位相物体が周りより明るくなる（図12 c）。これをネガティブ（ブライト）

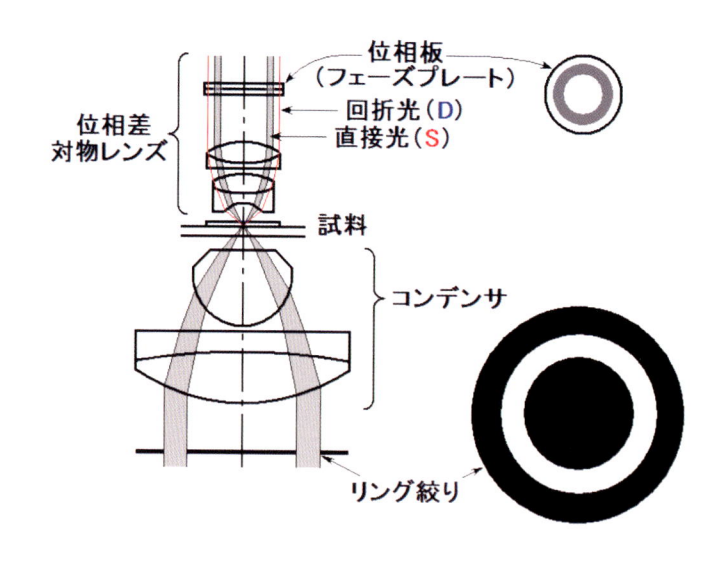

図11 位相差顕微鏡の構成図

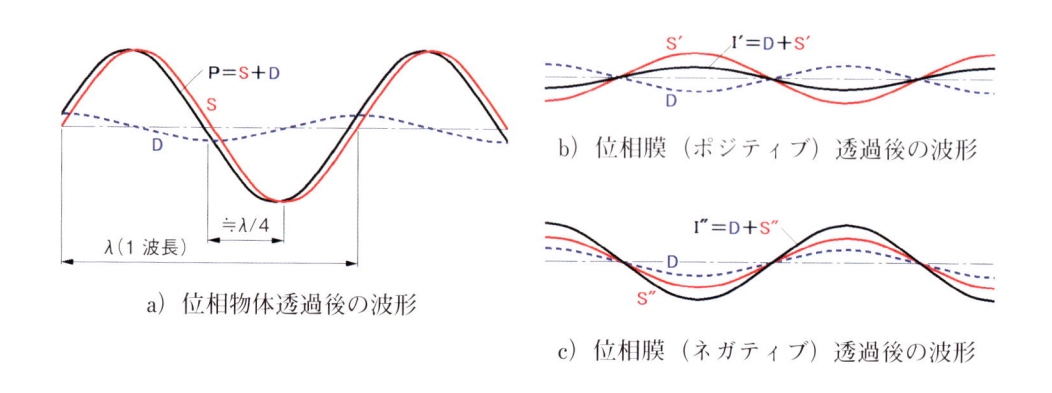

図12 位相差コントラストの原理

コントラストと呼ぶ。

　このように位相差観察法は、透明な位相物体に対し、解像をほとんど落とさず明瞭なコントラストの像を作ることができる優れた方法である。なお、厚い位相物体に対しては像の周囲にハローと呼ばれる明るい縁取りが現れ、周辺部は正しい像が得られないという注意点も存在する。

(3) 蛍光観察法

　蛍光とは，物質に紫外線や可視光などの光を照射すると，物質中の分子や原子が光エネ

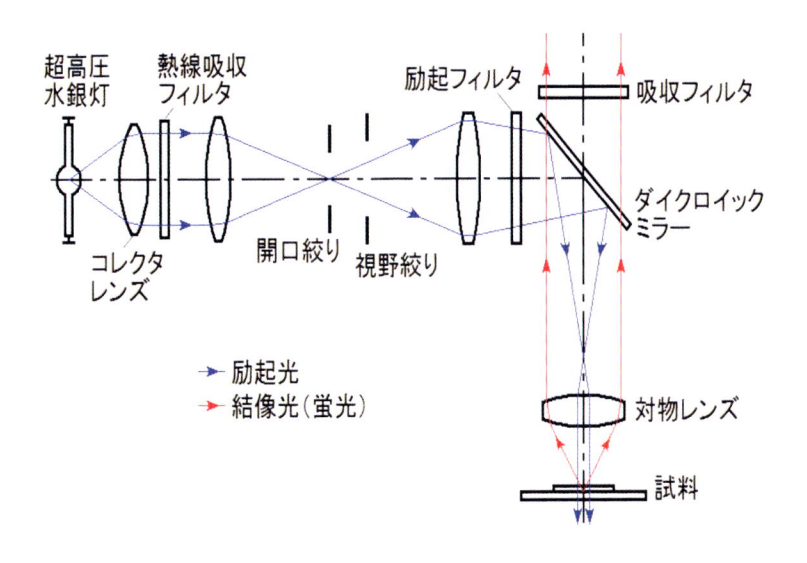

図 13　落射蛍光顕微鏡の構成図

ルギーを吸収し，そこに含まれる電子が基底状態から励起状態へと遷移し，再び基底状態に戻る過程で光が放出される現象のことである。蛍光の波長は、励起光の波長より長いという特性（ストークスの法則）と、強度が励起光に比べ 10^{-6} 程度と格段に弱いため、観察にはノイズ低減の工夫が必要となる。20 世紀初めに発明・製品化され、主に動植物の自家蛍光の観察に使われていたが、その後、蛍光色素の発見により、標本を染色してその特異部分を光らせる蛍光染色法が発達した。さらに 1950 年にクーンズより蛍光抗体法が発表され、蛍光顕微鏡は医学を中心に急速にその重要性を高めてきた。現在では蛍光タンパク質（2008 年ノーベル賞）も開発され、遺伝子研究や細胞機能の解明など、最先端研究分野をはじめとする様々な分野で広く使われている。

　以下、図 13 により落射蛍光顕微鏡の構成を説明する。落射照明装置は、鏡基と鏡筒の間に配置される。超高圧水銀灯から出た光は、励起波長を選択する励起フィルタを通り、ダイクロイックミラーで反射され対物レンズにより標本を照射（励起）する。励起された標本から発した蛍光は、対物レンズを通りダイクロイックミラーを透過する。この時点で励起光の大部分はカットされるが、吸収フィルタを通ることによって、蛍光のみが結像し、観察・記録される。励起光の波長は、標本や蛍光色素によって選択する。主な励起の種類としては、U（365nm），V（405nm），B（490nm），G（546nm）などがある（カッコ内は主励起波長）。励起フィルタ、ダイクロイックミラー、吸収フィルタの組合せはフィルタキューブとして一体となっており、切り替えが容易となっている。図 14 に U, B, G 各励起の励起フィルタ、ダイクロイックミラー、吸収フィルタの分光透過率特性を示す。

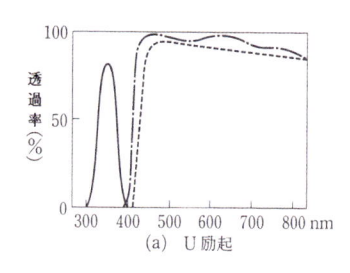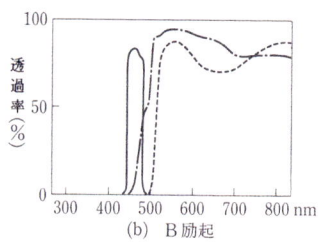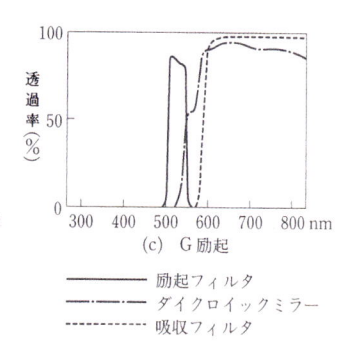

図14　各フィルタの分光特性

　落射蛍光用対物レンズとしては、明るい蛍光像を得るため開口数が大きく、近紫外域で高い分光透過率をもち、かつ自家蛍光のないレンズ材料で構成されていることが必要である。

（長野 主税、阿部 勝行）

《文献》

1) 日本顕微鏡工業会ホームページ「顕微鏡の基礎」，URL：http://www.microscope.jp/knowledge/index.html
2) 長野主税．光学顕微鏡の基礎と応用，日本医学写真学会雑誌 1997；Vol.34 No.2 ～ Vol.35 No.1.
3) 稲澤譲治・他・監修．顕微鏡フル活用術イラストレイテッド，秀潤社，2000.
4) オプトロニクス社編集部編，光学系の仕組みと応用，オプトロニクス社，2003.
5) 野島博編集．改訂第 3 版，顕微鏡の使い方ノート，羊土社，2011.

2.3 顕微鏡画像撮影の基礎知識

1. 撮像デバイス

(1) イメージセンサ

1) ラインセンサ

　受光素子が一列に並び、一次元的な画像の撮影ができる。1,024画素〜7,450画素程度が主流である。

2) エリアセンサ

　受光素子が縦横方向に並び、二次元的な画像の撮影ができる。30万画素（640 × 480）〜 500万画素（2,456 × 2,058）程度が主流である。

(2) 受光素子

1) CCD（Charge Coupled Device）

　電荷結合素子を用いたセンサである。フォトダイオードで発生した電荷を垂直転送部と水平転送部によって順次読み出し、最後に電荷量を電気信号に変換する。CCDの障害としてスミア現象がある。

2) CMOS（Complementary Metal Oxide Semiconductor）

　相補性金属酸化膜半導体を用いたセンサである。個々の素子ごとに増幅器を持ち、画素ごとに電気信号を得ることができる。CMOSの障害としてローリングシャッター現象がある。

(3) 障害

1) スミア現象

　入射光の強度が極めて強い場合、過剰な電荷が信号伝送経路に流れ込み、一般的に縦筋状の輝線が発生する現象である。

2) ローリングシャッター現象

　センサ素子の上部から順番に露光が開始されるため、画素間に最大1フレーム時間の露光タイミングのズレが生じることにより、高速に動く被写体を撮影すると画像に歪みが発生する現象である。この問題を解決するには、CCDと同様、全画素同時に露光するグローバルシャッター動作が必要であるが、価格が高い。

2. 撮像方式

(1) 単板方式

　総画素数に対して各色の解像度が落ちるが、色の補間処理演算をして画像データを作成する。各色を認識する素子の配列として、ベイヤー（Bayer）配列（**図1**参照）、ハニカム（honeycomb）配列（**図2**参照）がある。人間の目が緑色に敏感で、緑色の情報が多いと解像感が出るため、緑色を多く使用している。また、カラーホイールを映像に同期させて回転させ3つのR,G,B光を時分割で得る方式もある。

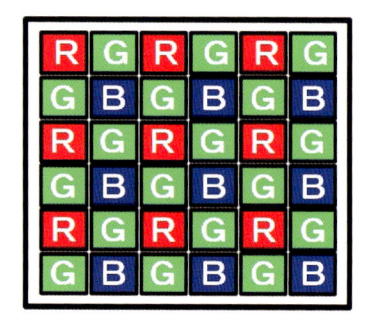

図1　ベイヤー配列

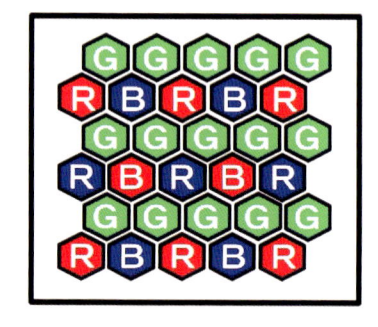

図2　ハニカム配列

(2) 3板方式

　3原色を分光プリズムによって分け、各色に対してそれぞれセンサを使用する。（**図3**参照）撮像素子を3つ使うので単板方式より価格が高価となるが、色再現性がよく高画質となる。

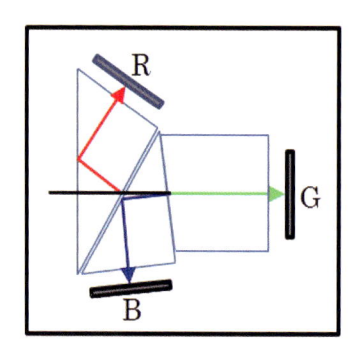

図3　3板方式

3. 画像データ記録形式

(1) JPEG

最も一般的な圧縮形式の画像フォーマットである。画質の劣化はあるものの、圧縮によりファイルサイズを小さくできるのが特徴である。

(2) TIFF

1枚の画像データを、解像度や色数、符号化方式の異なるいろいろな形式で一つのファイルにまとめて格納できるなど自由度が高いため、比較的アプリケーションソフトに依存しない非圧縮形式の画像フォーマットである。

(3) RAW

画像処理が行われていないそのままのデータフォーマットである。カメラ固有のデータ形式のため、画像データの再生には専用のソフトウエアを必要とするが、そのソフトウエアで明るさやホワイトバランスなどの修正が可能である。

4. ホワイトバランス

人間の目は被写体に当たる光の種類が何であっても白いものを白と自動で認識する能力を持つが、イメージセンサは光源の色味をそのまま出力してしまうので、このままでは画像全体に余計な色（色被り）がついてしまう。そこでカメラの内部機能として光源による色のずれを補正するための機能である。

ホワイトバランスを実行しないと、しばしば青味がかったり、赤味がかったりする画像が得られる。

光源の明るさを変えたり、ピントを変えたりした際には、ホワイトバランスを実行する必要がある。

5. フレームレート

1秒間に何コマの静止画像が記録されているかという数値で、fps という単位で表す。フレームレートが高いほど被写体の動きが滑らかな動画像として記録される。

動画像のフレームレートは、TV では 30fps、映画では 24fps、4K テレビでは 60fps が採用されている。

6. 画像の倍率

(1) 撮像素子サイズとイメージサイズ
　メーカーによって仕様が異なるが、一般的なカメラ仕様を**表1**に示す。

表1　カメラ仕様

撮像素子サイズ	イメージサイズ			画素サイズ		画素ピッチ
	水平	垂直	対角			
1/2 型	6.4mm	4.8mm	8.0mm	2,048 × 1,536	300 万	3.2 μm
1/1.8 型	7.2mm	5.3mm	8.9mm	1,600 × 1,200	200 万	4.4 μm
2/3 型	8.8mm	6.6mm	11.0mm	2.560 × 1,920	500 万	3.4 μm
1 型	13.2mm	8.8mm	15.8mm	2,752 × 2,208	600 万	4.54 μm

　カタログに撮像素子の仕様で、サイズが「** 型（インチ）」と表記されているが、これは、センサの対角長を表すもので 1 インチ（25.4mm）に対する表記ではない。

(2) リレーレンズ
　被写体として解像度低下や収差が少ない領域の光束の有効領域は、φ 17mm 程度である。したがって、1 型の撮像素子がほぼ理想的であるため、1 型以下の撮像素子に対してリレーレンズを使用する場合がある。
1) 2/3 型の場合
　2/3 型の撮像素子サイズは、**図4**の左図に示す範囲が撮像されるが、0.7 倍のリレーレンズを使用することで、**図4**の右図に示す範囲を撮像できるようになる。
2) 1/1.8 型の場合
　1/1.8 型の撮像素子サイズは、**図5**の左図に示す範囲が撮像されるが、0.55 倍のリレーレンズを使用することで、**図5**の右図に示す範囲を撮像できるようになる。

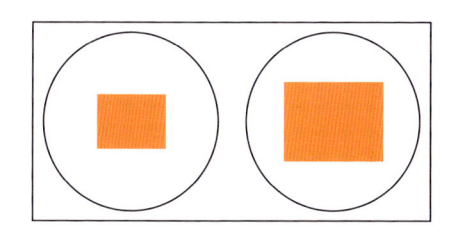
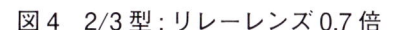

図4　2/3型：リレーレンズ 0.7 倍

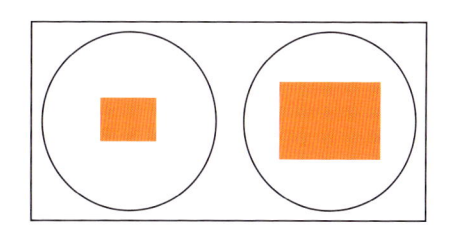

図5　1/1.8 型：リレーレンズ 0.55 倍

(3) モニター上での表示倍率

　被写体がモニター上で何倍に拡大されているかを求めるためには、以下の換算式で計算する。

1) 計算式：　［モニター上での表示倍率］＝（［対物レンズ倍率］×［リレーレンズ倍率］×
　　　　　　　　［モニター対角サイズ（mm)]）÷［撮像素子対角サイズ（mm)]

2) 例1：　対物レンズ：40 倍、リレーレンズ：0.7 倍、2/3 型カメラ（対角 11mm）の画像を
　　24 インチモニター（対角 609.6mm）に表示した場合の倍率は、　　⇒　約 1,550 倍

3) 例2：　対物レンズ：40 倍、リレーレンズ：0.55 倍、1/1.8 型カメラ（対角 8.9mm）の画像を
　　30 インチモニター（対角 762.0mm）に表示した場合の倍率は、　　⇒　約 1,880 倍

4) 参考：　対物レンズ：40 倍、接眼レンズ：10 倍を顕微鏡下で観察した場合の倍率は、
　　　　　　⇒　約 400 倍

7. 画像の解像度

(1) 画素ピッチ

　画素ピッチは、受光素子の精細さを表す指標で、画像を構成する 1 画素（1 ピクセル）の大きさである。

(2) 対物レンズ側分解能

　対物レンズが分解できる被写体の分解能は、「レイリーの定義」により次式の計算式で計算する。

1) 計算式：　［対物レンズ側分解能］＝［係数 0.61］×［被写体波長 λ：0.55 μm]
　　　　　　÷［開口数］

2) 例： 対物レンズ倍率 40 倍 / 開口数 0.65 の場合：0.61 × 0.55 μm ÷ 0.65=0.516 μm

(3) カメラ側分解能

　カメラ側で再結像された被写体像は対物レンズの倍率に従って拡大されるため、カメラ側分解能は、次式の計算式で計算する。

1) 計算式： ［カメラ側分解能］＝［対物レンズ側分解能］×［対物レンズ倍率］

2) 例： 対物レンズ倍率 40 倍 / 開口数 0.65 の場合：0.516 μm × 40=20.64 μm

　また、リレーレンズを使用した場合、カメラ側分解能は、次式の計算式で計算する。

3) 計算式： ［カメラ側分解能］＝［対物レンズ側分解能］×［対物レンズ倍率］
　　　　　　　　×［リレーレンズ倍率］

(4) カメラに必要な画素ピッチ

　カメラに必要な画素ピッチは、「ナイキストの定理」から次式の計算式で計算する。

1) 計算式： ［カメラに必要な画素ピッチ］＝［カメラ側分解能］÷［定数 2.44］

2) 例： 対物レンズ倍率 40 倍 / 開口数 0.65 の場合：20.64 μm ÷ 2.44=8.45 μm

　ただし、単板方式ベイヤー配列の場合、画像処理によってカラー画像のための補完処理が施されるため、次式の計算式で計算する。

3) 計算式： ［カメラに必要な画素ピッチ］＝［カメラ側分解能］÷［定数 2.44］×［定数 0.7］

4) 例： 対物レンズ倍率 40 倍 / 開口数 0.65 の場合：20.64 μm ÷ 2.44 × 0.7=5.92 μm

(5) 対物レンズの分解能に合致したカメラの選定

　したがって、対物レンズ倍率 40 倍 / 開口数 0.65 に合致した単板方式カラーカメラは、画素ピッチ 5.92 μm 以下を選択すれば良い。

　その他、メーカー及び対物レンズ種類によって仕様が異なるが、代表的な対物レンズ倍率 / 開口数に対するカメラに必要な画素ピッチについて、表 2 にまとめた。

表 2　カメラに必要な画素ピッチ

| 対物レンズ | | 分解能 | | カメラに必要な画素ピッチ（カラー画像） |
倍率	開口数	対物レンズ側	カメラ側	
4 倍	0.10	3.36 μm	13.42 μm	3.85 μm
10 倍	0.25	1.34 μm	13.42 μm	3.85 μm
20 倍	0.40	0.84 μm	16.78 μm	4.81 μm
40 倍	0.65	0.52 μm	20.64 μm	5.92 μm
60 倍	0.95	0.35 μm	21.19 μm	6.08 μm

注意事項として、画素ピッチが細かいと 1 画素に入射される光量が低下するため、出力画像が暗くなることと、画像ノイズが増加する傾向になる。

(6) 画素ずらし（ピクセル・シフト）
　撮像素子を水平方向・垂直方向に 1/2 画素、または 1/3 画素ずつずらして画素と画素の間を補完して画像の解像度を向上させる技術である。例えば、1/3 画素ずつずらすことで 140 万画素の撮像素子から 1,200 万画素の画像データが取り込めることとなる。

(7) ビニング
　受光素子の隣接する縦横の素子のいくつかをまとめて取り扱うことにより、1 ピクセルあたりの受光面積を仮想的に大きくして、感度を上げる技術である。例えば 2 × 2 ビニングの場合、元の画像の隣接する 4 つのピクセルを 1 ピクセルとしてデータ化するので、4 倍の感度となるとともに、1/4 の画像データサイズとなる。

8. Z スタック

　Z スタックとは、顕微鏡の Z 軸ステージを一定のステップで移動させながら静止画像として撮影した複数枚の画像である。厚みのある標本に対して有効な画像であり、画像処理を行う事により 3 次元画像や動画像表示が可能である。Z 軸の移動ステップ幅は、通常焦点深度を元に決定する。

1) 計算式：　［Z 移動幅（焦点深度）］＝［被写体波長 λ：0.55 μm］÷（2 ×［開口数］
　　　　　　　×［開口数］）
2) 例：　対物レンズ倍率 40 倍 / 開口数 0.65 の場合：

$$0.55 \ \mu\mathrm{m} \div (2 \times 0.65 \times 0.65) = 0.65 \ \mu\mathrm{m}$$

9. カメラと顕微鏡の接続

1) C マウント
　内径 :25.4mm、フランジバック :17.526mm、多くの光学機器で仕様されているマウントである。
　各社、顕微鏡に合わせた C マウントアダプターが用意されている。
2) CS マウント

内径：25.4mm、フランジバック：12.5mm、レンズの焦点距離を短くし、小型 CCD セ
ンサを使用できるようにしたマウントである。

10. DICOM 規格における顕微鏡画像形式

DICOM（Digital Imaging and Communications in Medicine）国際規格において、病理・
臨床細胞部門で発生する画像形式が定義されている。
1) 一般顕微鏡画像（Visible Light Microscopic Image）
画像位置 X-Y-Z 座標を取得できない一般の顕微鏡で撮像した顕微鏡画像形式である。
2) スライド座標系顕微鏡画像（Visible Light Slide Coordinates Microscopic Image）
画像位置 X-Y-Z 座標を取得できる顕微鏡で撮像した顕微鏡画像、及び、WSI 機器を利
用して撮像した顕微鏡画像形式である。
3) 写真画像（Visible Light Photographic Image）
デジタルカメラ等で撮像した臓器切り出し画像形式である。

11. 画像とスライド座標系

ラベルを上側にしてガラススライド（以下、スライド）を顕微鏡ステージに配置した際、
X 軸および Y 軸方向に対しては、左下隅を原点（Xs, Ys）として、Z 軸に対しては、ス
ライドの標本が置かれている面の表面を原点（Zs）としてスライド座標系が定義されて

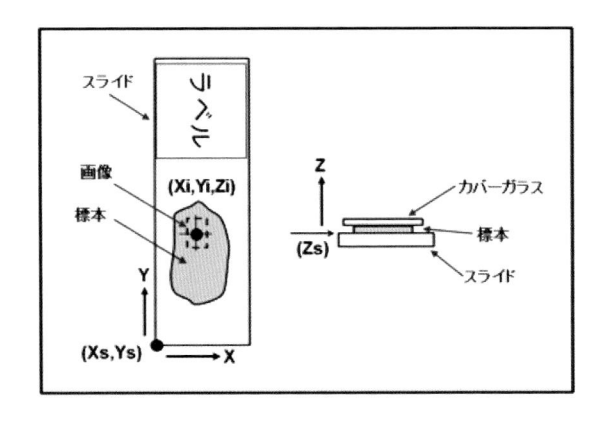

図6　スライド座標系

いる。Y軸は、スライド左端を含む直線であり、原点からラベルの方向へ値が増加、Y軸と直行する直線をX軸とし、原点からスライド右端の方向へ値が増加、Z軸は、原点から標本、カバーガラスの方向へ値が増加する（図6　参照）。

1）シングル・フレーム

　シングル・フレームすなわち1枚画像は、画像の中心座標（Xi, Yi, Zi）を原点（Xs, Ys, Zs）からのオフセット値として、X座標、Y座標はmm単位、Z座標はμm単位で示すこととなっている。（図6　参照）

2）マルチ・フレーム

　WSIシステム等で扱うマルチ・フレームすなわち複数枚画像は、画像の開始座標（Xf, Yf, Zf）を原点（Xs, Ys, Zs）からのオフセット値として、X座標、Y座標はmm単位、Z座標はμm単位で示し、そこを新たな基準原点として、行方向、列方向としてpixel（画素）単位で示すこととなっている。（図7　参照）

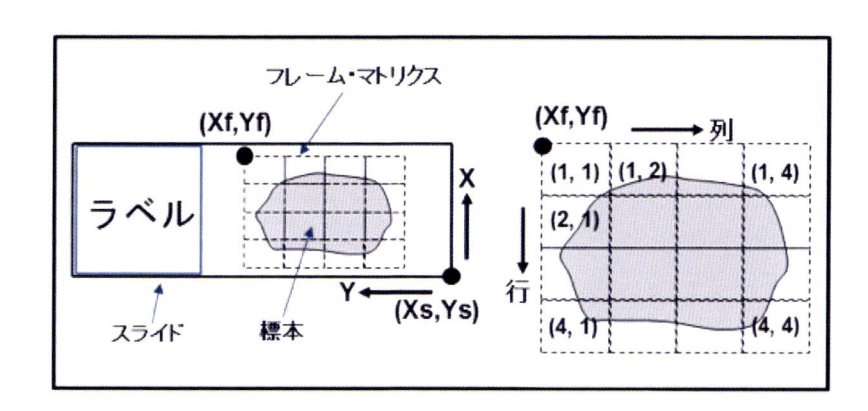

図7　マルチ・フレーム

（鈴木 昭俊）

2.4 画像技術の基礎知識

1. 画像データと情報量　画素と画素数、情報量

1.1　デジタル信号と画像

(1) デジタル画像信号の概要

　画像は2次元的に色が変化している。したがって、画像情報は"どの位置"で"どのような色"を持つかを表現する必要がある。一般的な画像ではx軸y軸の2方向を考え、位置を2次元的にとる。これは画像を画素（小領域）に分割し個々の画素ごとに明るさ（濃淡値）を指定するものと考える事ができる。

(2) 画素数で画像はどう変わるか

　精密な地図を作ろうすると測定点を増やす必要がある。画像の場合も同様に、忠実に表現しようとすれば画素を多くとる必要がある。デジタル画像の明るさは画素でのみ与えられるので、画素が少ないと細かい変化を表現する事が出来ない。一般に画像の明るさは細かく変化するが、ある程度以下の範囲の画素では明るさの変化はなく同じ明るさと見なす。つまり、1画素の中では明るさは同じである為、細かい変化を表現したければ画素をさらに小さく（画素数を大きく）する必要がある。

(3) 画面に明るさを表すレベル数で画像はどう変わるか

　白と黒の2レベルだけの画像なら、各画素の明るさは図1(a)のように0か1で区別ができる。しかし、これでは中間色である灰色を表現する事ができない。2桁の1、0で明るさを表現するなら図1(b)の様に00、01、10、11のように4レベルを、さらに図1(c)のように3桁で表すと000から111まで8レベルの明るさを区別できる。しかしこの程度では明るさのレベル数が足りず、通常は図1(d)のように00000000から11111111までの8桁で256レベルを表現する。これらは各画素の明るさを0〜255の数字で与え、これを8桁の2進数で表現したものと考える事が出来る。黒は明るさが最小だから0、白は最大だから255、間の灰色はその間の数になる。以下、これらを画素値と呼び、各画素の明るさを2進数で表している桁数をビットと呼ぶ。すなわち、図1(a)は1ビット、図1(b)(c)(d)はそれぞれ2、3、8ビットで明るさを表現していることになる。

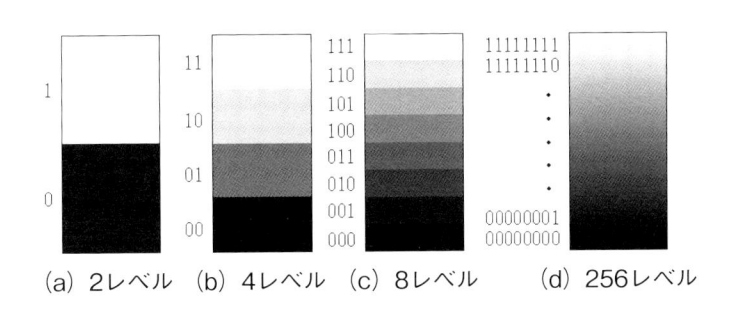

(a) 2レベル　(b) 4レベル　(c) 8レベル　(d) 256レベル

図1　レベル（諧調数）とビット

(4)　カラー画像のデジタル表現

　色はその成分に分けて表現できることから、カラー画像は成分画像に分解する事ができる。たとえば、あるカラー画像は、赤画像、緑画像、青画像の3成分の合成と考える。このとき、赤画像の個々の画素値は赤色成分の明るさを0〜255の値（8ビットで明るさ表現した場合）で表現する。0は赤成分が全くなく、値が大きいほど赤成分が多いことを意味する。緑画像、青画像についても同様に考えると、1枚のカラー画像は赤（R）／緑（G）／青（B）の3枚の成分画像によって表現できることになる。カラー画像はこのようにRGBの3成分で表現でき、また各色成分は明るさに相当する0〜255のレベルを画素値として8ビットで表すので、3色だと8×3＝24ビットになる。

1.2　画像情報圧縮の概念

(1)　画像の情報量

　画像の情報量がどの程度になるのか考えてみる。たとえば、1920×1080＝約2.1×10^6画素の画像の場合、仮にこの画像を白と黒だけで表すと1画素1ビットなので1画面あたり情報量は約2.1×10^6ビットになる。濃淡（明るさ）の違いを表すとすれば1画素8ビットとなるので、情報量も8倍つまり1920×1080×8＝約1.7×10^7ビットとなる。カラー画像にすると赤／緑／青の3成分それぞれが8ビットとなるので、さらに3倍すなわち約5.0×10^7ビットとなる。パソコンでは8ビット＝1バイトと表現するため約6.2×10^6バイトすなわち約6メガバイトとなる。このように画像は情報量が多いので、そのままでは大容量の蓄積装置が必要になってしまう。そのため画像の情報量を圧縮して減らす必要がある。

(2)　情報量の多い画像と少ない画像

　同じ大きさの画像を画素数と画素あたりのビット数を同じにすると、個々の画像全体のビット数は同じになる。そのため情報量は変わらないと考えられるが、例えば図2(a)(b)

のような画像があるとき、図2(b)は「右半分が黒い」という簡単な表現で表すことができることからもわかるように図2(a)に比べてあまり情報が無さそうである。

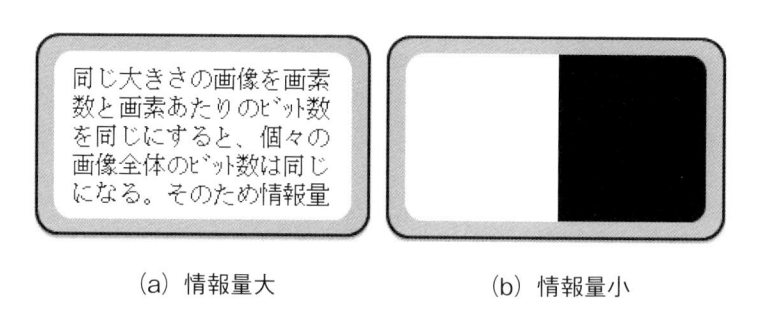

(a) 情報量大   (b) 情報量小

図2　画像と情報量

(3) 画像圧縮の基本的考え方

　もう少し詳しく見ると、図3(a)のような画像（マス目は画素を表す）があるとき、圧縮しないで、そのまま単純に白を1、黒を0で表すと図3(b)のように1画素あたり1ビットの情報量になる。この場合当然、情報量は画像内容にはよらない。圧縮する場合は、「白5、黒5を、4回繰り返す」という情報を表せばよくなる（図3(c)）。この時、本来"画素値"で表されている画像から特徴を抽出し、"白5、黒5を、4回"という、圧縮しやすい別の表現に置き換え、この情報を1と0で表現してやることになる。このとき、圧縮した情報から元の画像を復元するためには、どのようにして圧縮したのかを知っている必要がある。

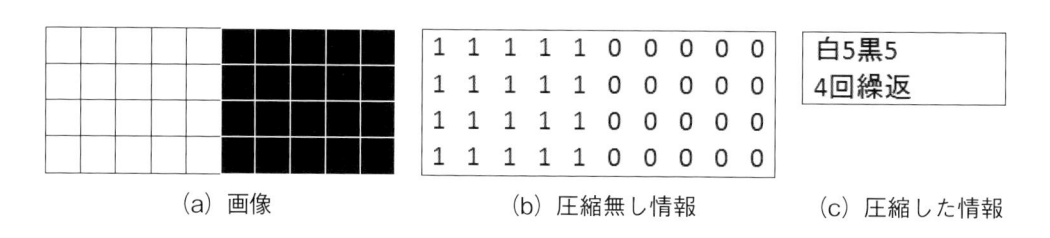

(a) 画像   (b) 圧縮無し情報   (c) 圧縮した情報

図3　画像と圧縮のイメージ

(4) カラー画像の圧縮

①色の変換

　人間の視覚特性には、例えば暗闇では物の形は認識できても色については認識しにくい

といったように、輝度に対する感度に比べて、色に対する感度が低いという性質がある。そこで、圧縮の効率を高めるためにRGB画像を、明るさ（Y）と色合い（Cr、Cb）の組み合わせで表現する画像に変換する。Yは輝度と呼ばれる。Crは赤と輝度の差（R-Y）、Cbは青と輝度の差（B-Y）であり、ともに色差と呼ばれる。以下にRGBからYCrCbへの変換式を示す。

$$Y = 0.299R+0.587G+0.114B$$
$$Cr = 0.713（R\text{-}Y）+128$$
$$Cb = 0.564（B\text{-}Y）+128$$

②サブサンプリング

　RGBをYCrCbに変換すると、人間の視覚特性を画像の圧縮に利用できるようになる。図4のようにYCrCb画像では、輝度Yに比べて色差CrやCbは画素値の変化が小さく不鮮明に知覚される。人間の目は明るさの変化には敏感だが、色の変化には鈍感であるため、RGBからYCrCbに色空間変換した画像を、Yはそのままにして、CrとCbについては間引き（サブサンプリング）を行うことによって情報量を減らすことができる。CrとCbについて、それぞれ水平方向を半分に間引いたものを4：2：2フォーマットと呼ぶ。また、CrとCbそれぞれの水平・垂直両方向を半分に間引いたものを4：2：0フォーマットと呼ぶ。そして、サブサンプリングをまったく行わない画像を4：4：4フォーマットと呼ぶ。

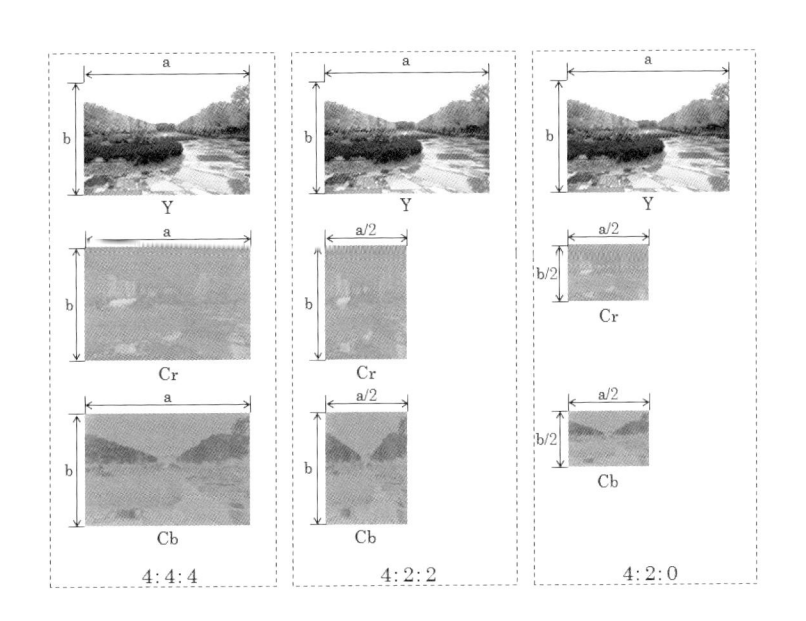

図4　4：4：4、4：2：2、4：2：0フォーマット

2. 静止画像の圧縮　JPEG、JPEG2000

2.1　JPEG

JPEG は静止画像用圧縮方式の国際標準規格である。拡張子は「.jpg」または「.jpeg」である。

特徴
①一度圧縮してしまうと元には復元できない（非可逆圧縮）。
②圧縮率を指定できる。圧縮率が高いとデータ容量が少なくなるが画質の劣化が生じる。
③ 24bit フルカラー（16,777,216 色）までサポート（赤、青、緑をそれぞれ 8 ビットで表現する）。

JPEG の圧縮では人間の目の性質を利用し、色調変化の部分のデータを捨てることでデータ容量を小さくしている。具体的には、画像を 8 × 8 画素からなるブロックに分割し各ブロック単位で画像の変化の情報を抽出して、その一部を捨てている。このため圧縮率を上げすぎると、ブロック単位で色が均一化され、隣接ブロック間のつながりが不連続になってしまう独特のノイズが発生し画質が劣化することがある。また、圧縮で捨てたデータは元に戻すことが出来ないため、画像を一度 JPEG 圧縮してしまうと元の画像に戻すことはできない。

「ブロックノイズ」
画像の一部領域がモザイク状に見える現象。これは模様やエッジのある部分よりも、グラデーションなど一様な部分で目立つ。

「モスキートノイズ」
明確な色の境界線（エッジ周辺）に蚊が飛んでいるようなノイズが現れる現象。特に赤色で発生しやすい。

2.2　JPEG2000

JPEG2000 は JPEG の改善要求を取り込んで策定された静止画像用圧縮方式の国際標準規格である。拡張子「.jp2」など複数存在する。JPEG2000 は下記のような特徴を持つ。

特徴
①高圧縮時の画質の劣化が少ない。
②圧縮後、完全に元のデータを復元できる「可逆圧縮」もサポートする（画像の中の特

定の部分だけを可逆圧縮することも可能)。

③赤、青、緑を 1 〜 38 ビットで表現する事が可能。

JPEG2000 は高い圧縮性能を持ち、JPEG と比較すると非可逆圧縮時に平均して約 20 〜 30% の圧縮率向上ができる。圧縮率が低い場合の画質は両者ともそれほど違いがないが、圧縮率が高くなると JPEG ではノイズが発生し不自然な画像になってしまうのに対して、JPEG2000 では画像が「ボケ」たようになるものの自然な状態を維持する事が出来る。

さらに、圧縮率はあまりよくないものの、JPEG2000 では可逆圧縮にも対応しているので、低圧縮率の場合においては全く画像を劣化させることなく圧縮が可能である。

このようにして JPEG の後継として策定された JPEG2000 であるが、一般にはあまり普及していない。それは JPEG2000 と JPEG では圧縮に用いる技術が異なり、両者に互換性がないことが挙げられる。

さらに JPEG2000 は複雑な演算を要するため JPEG に比べて数倍の処理能力を必要とし(圧縮処理でおよそ 5 〜 6 倍、復元処理で 3 〜 4 倍)、リアルタイム性が重視される分野では処理の高速化が課題となる。

3. 動画像の圧縮 MPEG

3.1 動画像とは

テレビや映画では、動いている被写体をビデオカメラで撮影し、1 秒当たり数十枚の画像(テレビでは 30 枚、映画では 24 枚)を得ている。1 枚 1 枚の画像は静止画像と同じだが、連続する 2 枚の画像の間では時間が少し経過しているため、被写体が動いている場合は、撮影された被写体の画面内の位置は、1 つ前の画像における位置から少しずれたものになる。被写体の動きがどれだけ滑らかに見えるかは、1 秒間に何枚の画像を表示するかにより決まる。この枚数が少ないと、被写体の動きがぎくしゃくしたものになる。

1 秒当たりの動画像の情報量は、1 画面あたりの画素数に、1 秒あたりの画像枚数を掛けたものとなり、その量は非常に大きくなる。なお、動画像を構成する静止画 1 枚分をフレームという。

3.2 Motion JPEG

動画像を 1 枚ごとの静止画(1 フレーム)として分割すれば、それぞれ JPEG で容易に圧縮する事が出来る。そして、1 枚 1 枚をパラパラとめくるように表示すれば動画再生ができる。このような JPEG ベースの方式に従って作られた動画の圧縮方式を Motion

JPEG という。Motion JPEG は動画像をフレームごとに圧縮するため圧縮率が低くなってしまうが、処理が簡単（軽い）なのとフレーム単位で簡単に切り出し、編集が容易に出来るという利点がある。Motion JPEG の主な形式に avi（拡張子 .avi）と QuickTime（拡張子 .mov）という二つが存在するが、残念ながら両者に互換性は無い。

3.3 MPEG

MPEG は動画像用圧縮方式の国際標準規格である。Motion JPEG ではフレームごとに圧縮を行っているが、MPEG ではフレーム間の差分情報を用いて圧縮率を向上している。その反面、フレーム単位での切り出すことは簡単にはできず、また処理も難しく（重く）なる。

MPEG は圧縮の度合いに応じた下記のものが存在する。

① MPEG1: ビデオ CD で採用された。現在ではあまり普及していない。

② MPEG2: デジタルテレビや DVD などに使われる。ファイルサイズが大きいためインターネットを通じた配信などには向いていない。

③ MPEG4: 動画共有サイト、TV 電話、携帯機器など多方面で使用されている。

（小松 亮介）

《文献》

1) Interface 2013 年 4 月号；CQ 出版社，2013 年 4 月 1 日.

2) 小野定康，鈴木純司. わかりやすい JPEG2000 の技術 第一版，株式会社オーム社，2003 年 5 月 15 日.

3) 越智宏・黒田英夫. JPEG&MPEG 図解でわかる 画像圧縮技術 第四版，株式会社日本実業出版社，2000 年 5 月 15 日.

4) 山岸秀一. 知っておきたいキーワード，4：4：4 と 4：2：0. 映像メディア学会誌 2008；Vol.62，No.10.

3 情報通信技術の基礎知識

3.0 情報通信の基礎知識

　情報通信とは、コンピュータを中心とする情報技術と、モバイル通信を中心とする通信技術が、インターネットを介して融合された利用形態である。モバイル通信は、電話音声は基よりデジタル化されたデータの送受信を安全かつ何処においても可能とする。情報通信を構成する技術要素の発明・開発は、19世紀にまで遡るが、主なものは第二次世界大戦後に集中している。これは、情報通信技術がそもそも軍事目的に開発されていた現れである。民需への転換が速やかになされ、現在の社会基盤の一翼を担っている。

　1876年のグラハム・ベル氏による電話の発明後、人の声がアナログ信号として電話回線を通って遠くに居る人にまで伝達された。1944年のデジタル・コンピュータであるHarvard Mark Iの開発や、1947年のベル研におけるトランジスタの発明から情報技術が始まった。その後、デジタル化やチップ化の進展により処理能力が飛躍的に拡大した。1965年にゴードン・ムーア氏が提唱した「処理能力は18カ月で倍増する」がその進展度合いを的確に示している。アナログである音声もデジタル化され、効率的に音声通信が行えるようになった。1946年のATTによるモバイル電話サービスの開始により移動しながらでも電話ができるようになり、その後時を経て、モバイル電話もデジタル化された。さらに、1969年のアメリカ国防省のARPA（Advanced Research Projects Agency）によるARPANET（Advanced Research Projects Agency NETwork）の開発により、デジタル・データ通信に特化したインターネットが台頭することになり、今日の情報通信の爆発的発展へと繋がっている。

　アナログの時代から情報伝達の機密性を確保するために暗号化技術が用いられて来た。暗号化された情報を複合化するためには「鍵」が必要となるが、1976年にMIT（Massachusetts Institute of Technology）において「公開鍵方式」が開発され、今日では、高度な機密性が求められる医療情報等のやり取りに用いられるようになっている。

（山田 雄二）

3.1 インターネットの基礎知識

コンピュータ間のデジタル・データ通信としてインターネットは始まり、当初はファイル転送（FTP：File Transfer Protocol）や電子メールがその主な利用形態であった。デジタル・データ通信では、パケットと呼ばれる情報通信単位に情報は格納され、パケットのヘッダー情報（宛先等）に基づいて送信元から送信先に間違いなくパケットを届けることで通信が成立した。ヘッダー情報の取り扱いを含む通信を行う上での取り決めを通信のプロトコルという。各通信プロトコルは、プロトコル・データ・ユニット（PDU）にデータとヘッダー情報を格納する。この PDU を通称パケットと呼ぶ。

インターネットにおいて、送信元、送信先の両者（エンドからエンド）のみならずネットワークを構成する装置（ルータ等）が、パケットを正確に処理することができるのは、パケットのヘッダーを含む情報の取り扱いが国際的に決められているからである。国際標準化機構（ISO）では通信プロトコルを7つの階層に分けている。図に簡略化した通信プロトコル階層を示す。現在も IETF（Internet Engineering Task Force）という国際的な場において、インターネットをより便利なものにして行くための各種プロトコルが検討されている。

インターネットには、主に TCP/IP（Transmission Control Protocol/Internet Protocol）、UDP/IP（User Datagram Protocol/Internet Protocol）というホスト・コンピュータ間やホストとクライアント端末間のデータ通信を行うネットワーク層／トランスポート層のプロトコルがある。これら二つの層は、インターネットのパケットをエンドからエンドまで伝達するためのアドレスの定義や輻輳制御等のルールを設けている。インターネット・

上位層	アプリケーション・プレゼンテーション・セッション層
インターネット	トランスポート・ネットワーク層
下位層	データリンク・物理層

図　通信プロトコル階層モデル

プロトコルが広く普及したお蔭で、下位層の物理的通信方式や上位層のアプリケーションがそれぞれ独自に発展する事ができ、現在のスマートフォンやウェブの発明へと繋がった。仮に、インターネットが無かったとしたら、ウェブは生まれていなかったかもしれないし、生まれていたとしても専用のコンピュータや専用の回線（例えば光回線）が必要となっていたであろう。ウェブがパソコンやスマートフォンでも利用でき、移動中でも楽しめるという具合にはならなかったはずだ。今では、インターネットは、人の生活にとって必要不可欠な情報通信手段となっている。

しかし、インターネットが生まれた1970年頃は、既に電話という通信サービスが広く行き渡っていた。そのような環境下において、人が利用するデータ通信の発想が何故出て来たのであろうか。それは、インターネットの父と云われるヴィンセント・サーフ氏の奥様の聴覚が不自由であった事にも起因している。電話では果せないニーズがあればこそ、インターネット・プロトコルの発明が在ったのである。現在では、電話もパケット化が進み、インターネットを介して利用されるようになっている。

(1) TCP/IP と UDP/IP

TCP/UDP は、トランスポート層のプロトコルとして分類され、エンドからエンドに渡るパケット通信の制御を司っている。TCP は、予めパケットがインターネット内を通って行くルートを決め、そのルートに沿ってパケット通信を行う。通信ルートの品質が貧弱な場合は、パケット通信の輻輳制御を行い、パケット・ロスが起こった場合は、失われたパケットの再送を実施するなど、安定した通信品質の確保に努める。保証の限りではないが、最大限の努力を行うという意味から「ベストエフォート型の通信」として知られている。これらの機能は、TCP のパケットのヘッダーに具備されている。通常のデータ通信では、この TCP が用いられている。一方、UDP では、特に通信ルートを決めることはなく、パケットが途中で失われた場合でも再送を行う事もしない。それだけ UDP のヘッダーは簡略化されているため、エンド及びネットワーク内装置における処理速度が速くなる。低遅延通信を求める音声・映像等の特殊なデータ通信に利用される場合が多くなっている。

IP は、ネットワーク層のプロトコルで、その主な役割は、送信元及び送信先のアドレスを定義し、そのアドレスを基にネットワーク内でのパケットのルーチングを行い、最終目的地にパケットを到達させることである。アドレスを含むヘッダー情報に間違いがないか、誤り検出のためのチェックサムが定義されている。この誤り検出機能は、その処理速度の速さや軽さを優先しており、検出精度が極めて高いという訳ではない。下位層プロトコルにおいても誤り検出機能が具備されているため、IP ではその機能を必要最小限に留めている。一方、いろいろな下位層（イーサネット、無線 LAN、DSL 等）のパケット・サイズの異なるプロトコルに合わせるため、フラグメンテーション機能を IP ヘッダーは持っている。IP パケットを分割したり、合成したりすることで様々な下位層プロトコルのパケット・サイズに合致する事ができるのである。

下位層は、IP パケットに自分達の PDU を載せさえすれば、後は IP 層が上手く処理してくれるので、自由に下位層にとって最適なプロトコルを作ることができる。上位層でも、IP のパケットさえ処理できれば良いため、下位層における特殊事情等の心配をすることなく様々なアプリケーションを開発することができる。これが今日の爆発的なインターネットの普及に繋がっているのである。

(2)　V4 と V6

　IP パケットの送信元や送信先は、IP アドレスとして定義される。インターネットが普及すればするほど、多くのアドレスが必要となる。古いタイプのバージョン 4 の IP では、アドレスは 32 ビットの領域しかアサインされていなかった。これでは世界的にみてアドレスが枯渇してしまう。IP アドレスの使い回しという技術も考案され活用されているが、これは一時的な解決法にすぎず究極の解決策ではなかった。そこで、新しいタイプのバージョン 6 の IP が定義され、そのアドレスは 128 ビットもの領域を占有し、十分に多くのアドレスを提供する事ができるようになった。しかし、既存のバージョン 4 の IP 機器がまだまだ多く、両方のバージョンに対応したルータ等の機器が現在では利用されている。

（山田　雄二）

3.2 モバイル通信の基礎知識

モバイル通信では、電話のみならずインターネットのサービスが利用できる。そのため、モバイル通信ネットワーク内に電話網とインターネットが共存する仕組みを持っている。今後は、電話もインターネットで提供されることが主流となり、電話網の部分は徐々になくなって行く。図にモバイル通信の仕組みを示す。

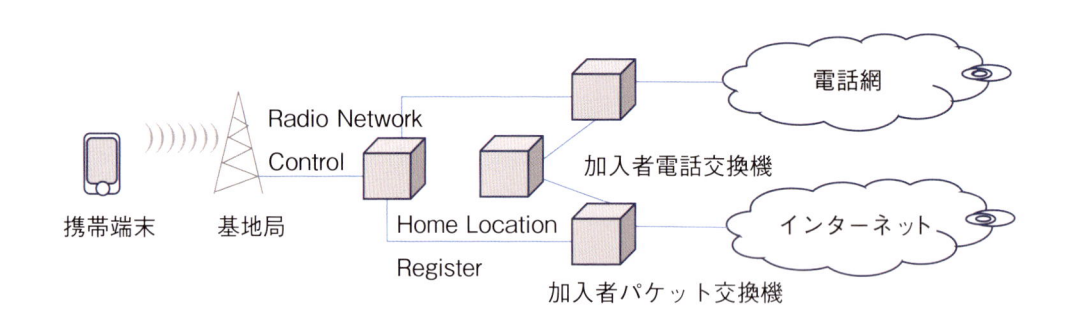

図　モバイル通信の仕組み

モバイル通信ネットワークでは、通常の電話網やインターネットに加え、端末が移動するが故に3つのネットワーク装置類（基地局、無線ネットワーク制御装置（RNC：Radio Network Control）、HLR：Home Location Register）が必要となる。基地局は、スマホを含む携帯端末と無線でのやり取りを行うアンテナ装置が収められている施設である。基地局と端末間を結ぶ無線方式は、近年急激に進化し、最新の方式はLTE（Long Term Revolution）として知られている。日本では、第3世代とLTE（第4世代）の方式が存在しているが、将来的には第5世代の方式導入も考えられ始めている。世代を経るにつれ通信速度は速くなり、端末の高速移動にも対応できるようになっている。

LTEでの通信速度の高速化は、主に次の3つの技術で実現されている。①端末からの情報を有限の周波数帯域により多く多重する技術（OFDMA: Orthogonal Frequency Division Multiple Access）、②情報をどのように電波を使って伝達するかの単位（シンボル）

における 1 シンボル当たりのビット情報を増やす変調方式（64QAM：Quadrature Amplitude Modulation)、③ 複数のアンテナを送受信側に用い複数の伝送路によって単一の伝送路より多くの情報を同時に伝達する MIMO（Multiple Input Multiple Output）である。LTE では無線アクセス速度が、有線の DSL の速度を上まわり、第 5 世代になれば光アクセスの速度をも超えることになる。有線で縛られていた端末や宅内機器は無線アクセスにより自由に移動が可能となって行く。

　Radio Network Control（RNC）とは、隣接する複数の基地局を束ね制御することで、端末への送受信情報が途切れず伝達されるようにする装置である。端末は移動するため、一つの基地局がカバーするエリア（セル）から出て、隣のセルへ移って行く。また、人は端末を使って電話をし、その直後にウェブやメールにアクセスする等の行動もとりうる。こうした場合でも、情報が途切れず伝達されるよう複数の基地局間や電話網／インターネットへの情報の振分け整理を行っている。

　Home Location Register（HLR）は、端末の電話番号や識別子を管理するデータベースで、登録された端末の位置情報を基にその情報を更新して行く。移動する端末の管理をネットワークが行う上で必要な装置である。

(1) ハンドオーバー

　携帯端末が高速で移動していても通信が行えるのは、端末が一番電波の強い基地局を探し、常にその基地局と接続をしているからである。端末が移動してセルの端（エッジ）に近づくと今までの基地局の電波は弱くなり、隣の基地局の電波が段々と強くなって行く。通信が途切れない短い時間内に端末が接続する基地局を替えることをハンドオーバーといい。端末は複数基地局から電波を受け、一番強い電波を吹く基地局と通信することで瞬断を避けることができる。基地局の切り替は、端末が RNC に通知することで RNC が行う。

(2) 位置情報

　マップ機能を起動させると現在の位置が示され、移動するとマップ上での位置も移動する。これは、携帯端末か位置情報を取得しているからである。位置情報を取得するには、端末の現在地を測位することが必要である。大きく分けて 3 つの測位方法がある。① GPS 衛星による測位：GPS は、Global Positioning System の略で、1978 年から打ち上げられ始めた人工衛星である。複数の GPS 信号を端末が受信する事によって、数 m の精度で 3 次元の正確な位置を測位できる。しかし、屋内や地下であると GPS 信号を受信することができないため、測位もできない。衛星からの電波を受信するため、端末の電池を速く消耗してしまう。② WiFi のアクセスポイント（AP）による測位：予め AP の位置を測位し、データベースとして持っておく必要はあるが、AP がカバーする範囲に端末が存在するかどうかで現在地を測位する。AP は数十〜百 m の領域をカバーするので、そのレベルでの精度の測位となる。AP が、屋内や地下街に多く設置されていれば、GPS では測

位できなかった領域をカバーすることができる。AP は端末の近傍に存在する事になるので、端末の電池をそれほど消費することはない。③携帯基地局による測位：携帯基地局の位置を基にその基地局がカバーする範囲に端末が存在するかどうかで現在地を測位する。マクロ基地局であると数 km の領域をカバーするので、そのレベルでの精度となってしまう。屋外の基地局の電波はある程度屋内まで浸透するが、屋内での測位のためには屋内にマイクロ・ピコ基地局を設置する必要が出て来る。マクロ基地局であると、衛星ほどではないが、端末と基地局との距離が遠い場合もあるので、端末の電池の消耗もある程度速くなる。

(3) SIM（Subscriber Identity Module）カード

SIM（Subscriber Identity Module）カードとは、携帯端末の電話番号を特定するための ID 番号（IMSI: International Mobile Subscriber Identity）が付与された IC カードである。SIM カードを端末に挿入することで、端末に特定の電話番号が付与され携帯電話として利用できるようになる。同一通信キャリアの端末であれば、SIM カードを差替えることで電話番号等を替えることができる。これを違う通信キャリアの端末でも SIM カードを差替えて利用できるようにする SIM ロックフリーと呼ばれる端末も一部導入されている。

（山田 雄二）

3.3 情報セキュリティの基礎知識

　重要な情報を伝達するために、暗号化技術は古代ローマ時代から利用されて来た。暗号化された情報を受取側が複合化するには、予め暗号化ルールや鍵のやり取りを送受信の両者間で行っていなければならない。この鍵が通信途中で盗まれてでもしたら暗号化をする意味もなくなってしまう。そこで、そのようなリスクを回避する画期的な方式として公開鍵方式が考案された。

(1) 公開鍵方式

　公開鍵方式では、情報の暗号・複合化のために二つの鍵を用いる。一つは、情報を受取る側が送信側に送付する公開鍵(Public Key)である。この鍵は、信頼できる第三者機関(認証局) より送信側に送付される証明書の中に入っている。信頼できる認証局からの証明書なので、受信側の身元認証をも兼ねることができる。つまり、重要な情報を送っても大丈夫な相手であることが担保される訳である。送信側は、証明書の中の公開鍵を用いて情報を暗号化し送信する。受信側では、送られて来た暗号化された情報を自分だけが知りうる秘密鍵(Private key)を用いて復号化する。証明書の中の公開鍵で暗号化した情報であれば、受信側の秘密鍵で復号化することができる。秘密鍵は、外部に送付することはないから、鍵が通信途中で盗まれるリスクはなくなる。図は、公開鍵方式における暗号・復号化を絵にしたものである。

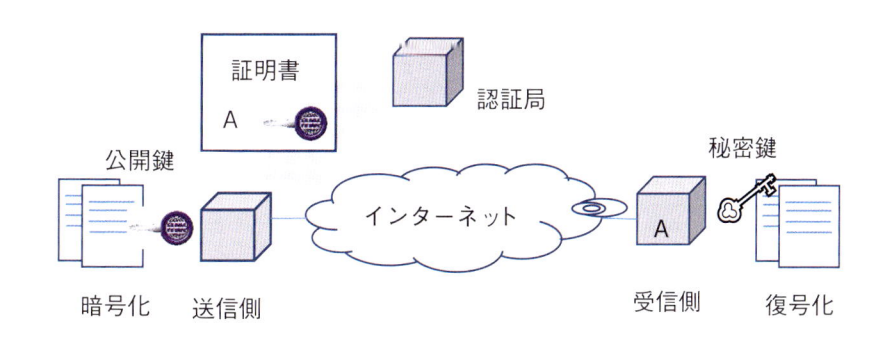

図　公開鍵方式

医療関連の情報は、特に重要な情報の一つである。よって、医療機関間での電子的な情報のやり取りの際には、公開鍵方式（Public Key Infrastructure）が採用されている。日本では、HPKI（Health Public Key Infrastructure）として厚生労働省が認可した電子証明書が使われている。

(2) 情報セキュリティ全般
　インターネットの普及拡大に伴い、情報セキュリティ上の脅威は多種多様となっている。暗号化やPKIは、その一部の対応策に過ぎない。**表1**に現在考えられている情報セキュリティ技術を示す。

表1　情報セキュリティ技術

脅威	対応技術	用途
漏えい、成りすまし、改ざん、詐欺、諜報	電子署名	証明書発行・運用
	暗号化	データ伝達・蓄積の保護
	鍵交換	安全なデータ伝達の確保
不正アクセス、不正利用、スパム	Firewall	外部ネットワークとのやり取り制限
	認証	ID/パスワード、トークン、バイオメトリクス、セキュリティカード等を利用し、ユーザ本人の確認
ウイルス攻撃、スパイ	コード署名	悪意のあるコンピュータ・コード署名の排除
	動作チェック	権限の無いプログラム動作の監視
不法侵入、妨害	侵入監視・防護	システムへの不法侵入の監視、及び、システムの保護
漏えい、不正利用	仮想専用線	ネットワーク構成を制御し安全なデータ伝達の確保
	パッチ	ネットワーク構成装置を最新バージョンに保つ

　仮想専用線技術以外は、送受信側エンドでの対応技術となる。通信キャリアには依存せず、暗号化機能を具備した専用端末を利用し、高セキュリティエリアに設置されたサーバを介して、専用端末間をネットワークとして結ぶ方式がある。端末とサーバの間では、国

際的な標準である Transport Layer Security Protocol が用いられ、バージョンを上げて行くことにより、セキュリティを常に強化しています。専用端末を必要とする分、コスト高にはなりますが、通信キャリアには依存せずにセキュアなネットワークを構成するメリットがある。

　一方、仮想専用線技術では、ネットワーク自体が安全にデータ伝達を行えば、エンドでの対応はあまり重要ではなくなる。専用線を用いて関係者間だけを結ぶネットワークが構築できれば、多くの脅威は回避できる。しかし、物理的な専用線で全ての関係者を結ぶネットワークを構築するにはコストが高くなるため、非現実的である。そこで、仮想専用ネットワーク(VPN：Virtual Private Network)という技術が広く利用されている。これは、ネットワークを運用する通信キャリアであればこそ提供できるサービス（IP-VPN）である。

（山田 雄二）

3.4 通信キャリアとサービス

　通信キャリアとは、自前の通信設備を保有し、音声やデータ通信サービスを提供する事業者を指す。通信キャリアの設備を借りて通信サービスを提供する事業者も存在する。前者を第一種通信事業者、後者を第二種通信事業者という呼び方をしている。平成 16 年の電気通信事業法改正によりこの呼称は廃止された。

　モバイルにおいては、MVNO（Mobile Virtual Network Operator）と呼ばれる仮想移動体通信事業者が、MNO（Mobile Network Operator）の移動体ネットワークを利用してサービス提供をする場合もある。多くは、MNO 自身によるモバイル通信サービス提供である。通常、MNO は通信キャリアに含まれるが、別会社のブランドとしてサービスは提供されている。

　音声やデータ通信が、通信キャリアの提供する主なサービスである。従来は、音声通信サービスである電話がほとんどであったが、インターネットによるデータ需要が爆発的に拡大し、2009 年頃までにはデータトラフィック量が音声のトラフィック量を逆転した。現在では、データは音声の 10 倍以上のトラフィック量となっている。

　データ通信サービスには、オープンなインターネット（公衆網）を利用するものと、クローズドなネットワーク（閉域網）を構成するものとがある。前者は主にインターネットプロバイダと云われる接続事業者が提供するサービスである。後者は、通信キャリアが提供するサービスで、従来は、専用線ネットワーク（Private Network）をユーザ毎に構成するため、コストの掛かるサービスであった。現在では、ネットワークを他ユーザとも共用し、なおかつ専用線のように高いセキュリティが確保できる仮想専用ネットワーク（IP-VPN：Virtual Private Network）が利用されている。

（1）VPN サービス

　VPN では、インターネットなどの公衆網を利用する。セキュリティを確保したルート（トンネル）を構成しデータ通信が行われるため、企業や医療機関の拠点間や出先からそれぞれの閉域網へアクセスする際に高いセキュリティが確保される。VPN を構成する方法にはいくつかあるが、主な技術は次の 3 つである。

①インターネット VPN：IPsec という IP パケットを暗号化するプロトコルを利用し、公衆網の中でも安全にパケットを伝達する。IPsec プロトコルを追加処理するため、クライアント端末内においても IPsec プロトコルの実装と運用が必要となる。

②IP-VPN：MPLS（Multi-Protocol Label Switch）と呼ばれる方式を公衆網内で実装することで、VPN を構成する。主にキャリアが提供するサービスで、特別な装置を用意する必要はない。

③イーサネット：IP ネットワークよりも物理層に近いイーサネットを制御することにより VPN を構成する。IP ネットワークには何も追加されないので、コストメリットがある。

図に VPN の構成例を示す。

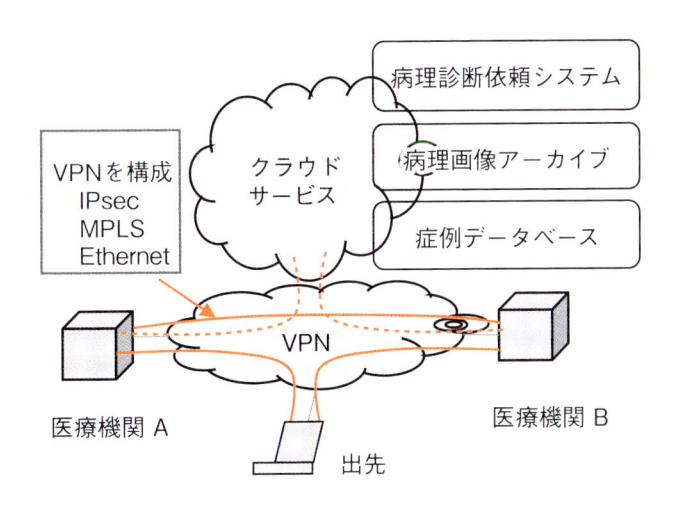

図　VPN の構成例

医療機関の拠点間や出先からのアクセスを安全にかつ安価に提供するサービスとして VPN が利用されている。従来は、医療活動に必要なデータやソフトウエアなどを機関の本拠地だけに保管していたが、最近では、クラウドサービスを利用し、データやソフトウエアをクラウド上に預けたままでネットワーク（VPN）を経由して利用する医療機関が増えている。

(2) クラウドサービス

従来、ユーザは自前のハードウエアやサーバを所有し、データベースやアプリケーションを動作させるためのオペレーションシステムを実装し管理する必要があった。さらに、必要となるアプリケーションソフトを購入し実装させることによって、ユーザの目的に

沿った活用が可能となった。クラウドサービスの出現により、インターネットを経由してハードウエア、オペレーションシステム、ソフトウエアなどを利用することが可能となる。インターネットを経由する際には高いセキュリティが確保される VPN サービスが利用される。クラウドサービスには、次の 3 つの形態がある。

① IaaS（Infrastructure as a Service）：ハードウエアやサーバ機能が利用できる。
② PaaS（Platform as a Service）：仮想化されたオペレーションシステムが利用できる。
③ SaaS（Software as a Service）：ソフトウエアやアプリケーション機能が利用できる。

　ユーザは、必要なだけのコンピューティングリソースの提供を受ければよいので、効率的にリソースが使われる。オペレーションシステムのアップデートについてもユーザの手を煩わす必要はなくなる。さらに、ユーザは必要な時に必要なソフトウエアを利用する事が可能となる。ユーザのデータは、通信キャリア等が持つ安全なデータセンターで保管されバックアップも取られるため、大規模災害等で自身の設備が失われてもデータは安全に保管され続ける。クラウドサービスは、今後ますます企業だけでなく個人の利用にも拡大して行くであろう。

（山田 雄二）

4 WSIシステムの基礎知識

4.1 WSI システムの構成要素と機能概要

WSI（Whole Slide Imaging）とは、ガラススライド標本全体（以下、標本）について、予め高倍率の対物レンズを用いて撮影しデジタル画像としてコンピュータに取り込み、それをモニタ装置に表示し観察するシステムである。標本全体についてデジタル画像化し、モニタ画面観察することから、わが国ではバーチャルスライド（Virtual Slide, VS）と言われることも多く、ヨーロッパでは Digital Microscopy ということもある。

WSI システムは、画像を取り込むための WSI スキャナなどの画像入力装置、取り込んだ画像を保存する画像サーバなどの画像保存装置、そして保存された画像を検索し、モニタ画面に表示し観察の用に供する画像表示装置（画像ビューア）から構成される。これらの装置に求められる主な機能を、**表**に示す。

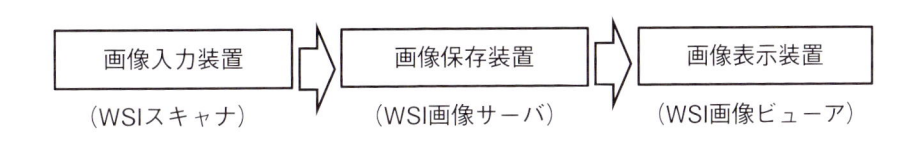

図　WSI システムの構成図

表　WSI システムを構成する装置の主要な機能

装置	主要な機能	説明
画像入力装置	標本装着保持機能	標本を装着し保持する機能
	光学的拡大機能	標本を光学的に拡大する顕微鏡
	標本照明機能	標本を明るく照らす（透過標本の場合、明視野照明）
	画像撮影機能	標本の拡大画像を撮影し、デジタル画像に変換する
	XY 走査機能	標本を XY に移動させ、その全域を撮影できるようにする
	焦点調節機能	撮影時に標本に焦点を合わせる
	標本情報取得登録機能	標本の識別情報を取得し、画像保存装置に転送し登録する
	画像転送機能	撮影した画像を保存装置に転送する
画像保存装置	標本情報保存機能	標本識別情報を登録する
	標本画像保存機能	画像を登録し、保存する
	標本画像管理機能	標本の画像を、標本識別情報をキーとして管理する
画像表示装置	標本検索機能	観察する標本を検索し、画像を取り出す
	画像表示機能	観察する画像をモニタ画面に表示する
	表示領域移動機能	モニタ画面に表示する標本上の位置を移動させる
	画像貼り合せ機能	隣接する複数の画像を貼り合わせ、モニタ画面の領域に1枚の画像として表示する
	画像拡大縮小機能	標本の画像の拡大・縮小処理を行い、モニタ画面に表示される画像の観察倍率を変更する
	アノテーション機能	観察画像の注目部位（Region of Interest、ROI）に矢印などの図形やコメントの文字などを記入する
	注目部位画像保存機能	観察画像の注目部位画像を切り出し、保存できる機能

（東福寺 幾夫）

4.2 WSI スキャナの機能と構成

　WSI スキャナ（以下、スキャナ）は、スライドガラス（26mm × 76mm）を高倍率のレンズによってスキャンし、貼り合わせた一枚の画像データを作製する装置をいい、その構成は、スキャナ本体と、制御 PC によって構成されている。

　以下にその詳細を解説する。

1. 撮影と照明の光学系機能と構成

　明視野顕微鏡を踏襲したスキャナと、蛍光顕微鏡を踏襲したスキャナが存在するが、ここでは明視野顕微鏡を踏襲した方式についてのみ説明する。

　スキャナの撮影方式には、大きく分けて、2 種類の方式が存在する（**図 1**）。それは、2.3 章で解説したとおりであるが、対物レンズからカメラまでの光学系に関しては、各社おおむね同じである。その照明は、従来からの顕微鏡光源として用いられてきた、ハロゲンラ

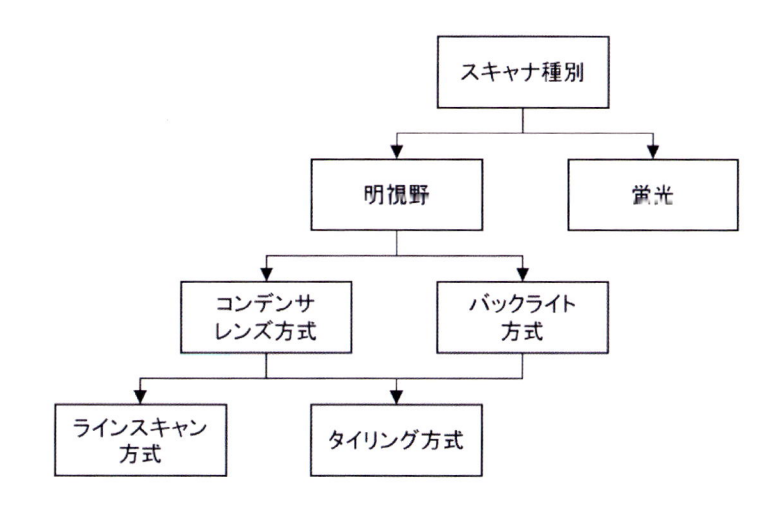

図 1　スキャナの種別

ンプを用いるものと、最近では発光ダイオード（LED）照明を用いるものとが存在する。それぞれに発光スペクトルに違いはあるものの、省電力かつ輝度の高いLED照明は、今後の主流になると思われる。

(1) 撮影の機能と構成
　WSI撮影にあたっては、事前にいくつかの設定がある（図2）。

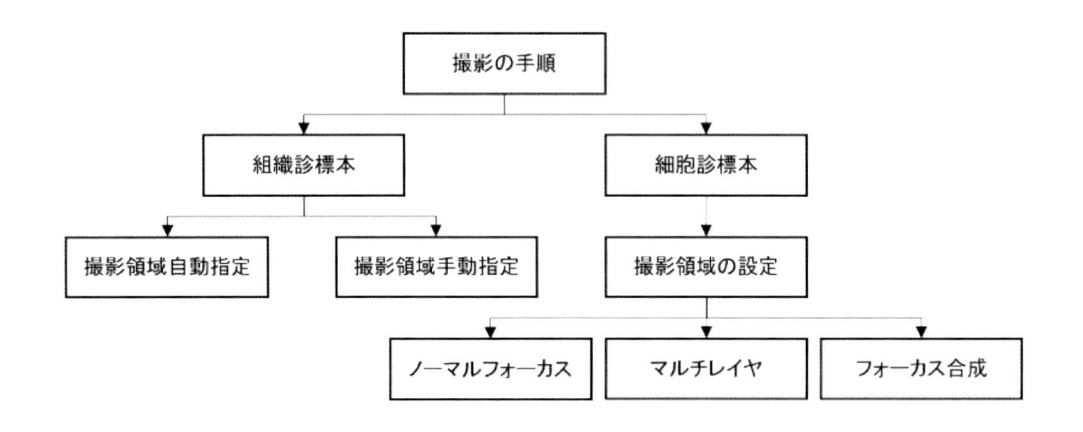

図2　撮影手順

　はじめに、組織診用の標本と、細胞診用の標本では、撮影の手法が異なる場合が多い。これは、組織標本では、撮影領域を自動で認識させて撮影することができるが、細胞診標本では、撮影範囲が自動で取得できない場合が多いからである。組織診用であっても、島状に配置された組織では、配置の外接四角形で自動的にシェープを決定することが多いため、手動設定で複数の撮影エリアを指定した方が効率的な撮影ができる場合がある。

　また、細胞診の場合は、重積が大きいため、フォーカスの範囲が広くなり、対物レンズで追いきれる焦点深度を大きく超えてしまう場合があるため、組織診用の単層レイヤで再現できないことから、フォーカス手段の選択も必要となる。

　一般的に、ノーマルフォーカス（単層レイヤ）、マルチレイヤ（多層撮影、多層観察、Zスタックともいう）、フォーカス合成（多層撮影・単層観察）があり、その用途によって選択して撮影する。この中で、顕微鏡のフォーカス機能を再現しているのはマルチレイヤ法で、この方式を選択する場合が多いが、多層撮影の為、たとえば10層撮影した場合は、データ容量も10倍になることがあることから、ストレージを大きく圧迫するという欠点もある。

　フォーカス合成機能は、多層撮影し、各層のフォーカスがあっている部分だけを画像処理で

抜き出し、それぞれの層で処理を行うことで、デジタル処理にて被写界深度を上げる撮影手法で、記録が単層となるため、ストレージを圧迫しない利点があるが、従来の顕微鏡観察とは違う画像となるため、その目的により、標本の再現にそぐわないことが起こりうるのが欠点である。

　対物レンズは、任意に選択できるスキャナとできないスキャナは存在するが、おおむね20倍と40倍を装填（あるいは20倍と変倍2倍）でき、選択して撮影することができる。また、スキャナによっては、63倍や油浸の100倍を装着することができるスキャナもあり、顕微鏡の機能をおおむね再現できているといえる。

(2) 照明の機能と構成

　照明系には、従来の顕微鏡のケーラー照明を踏襲した、コンデンサレンズ方式と、ディスプレイのバックライトの原理を応用した、照明直置き方式（バックライト方式）が存在する。

　また、光源も従来のハロゲンランプを使用したものから、最近ではLED照明を使用したものも存在し、省電力化に貢献している。

　顕微鏡の原理については、2.2章で解説しているので、ここでは顕微鏡と違う方式のバックライト方式について解説する。

　まずは、光源として、ハロゲンランプとLEDランプの特性から比較する。

A. 発光ダイオード（LED）の発光スペクトル

　図3の発光スペクトルから、ハロゲンランプは赤に向けて強くなり、LEDは450nmの青色と570nm付近の黄緑色付近に2カ所のピークを持つ。HE染色でいうヘマトキシリンは

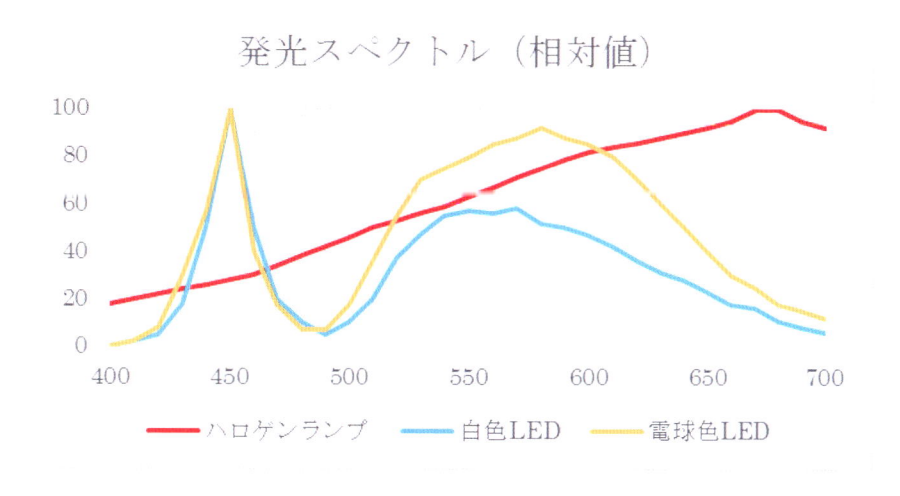

図3　光源による発光スペクトルの違い

620nm 付近と 450nm 付近の混合で、エオジンは 450nm 付近の色であるため、LED で再現されていると思われるが、その強度から、電球色 LED（高演色型）の方が色の再現性は高い。

B. バックライト方式（図4）

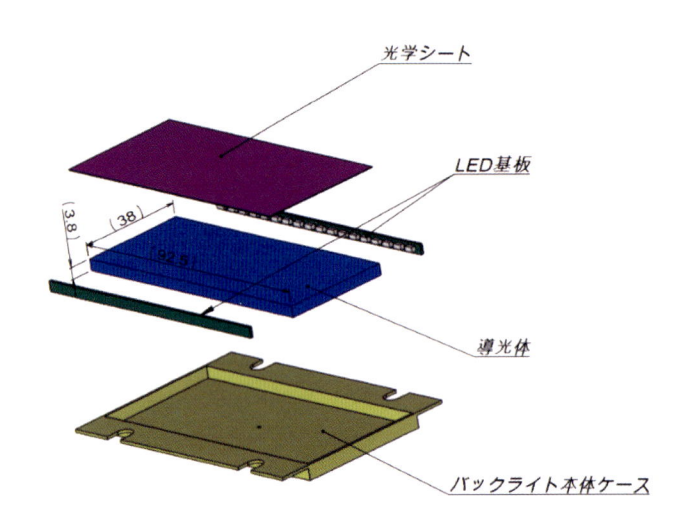

図4　バックライト方式

　従来の顕微鏡方式と違い、液晶ディスプレイなどのバックライトの技術を使い、LED を用いたフラット照明上に標本を置き、対物レンズで撮影する方式を LED 照明直置き（バックライト）方式と呼ぶ。この方法は、ディスプレイの薄型化に伴い進化した照明方法で、従来のコンデンサレンズ方式に比べ、照明部を薄く小さくできる効果がある。

　コンデンサレンズを用いた場合、平行光束から、標本面で焦点を結び、対物レンズにより、平行光束を結ぶテレセントリック光学系を使用するが、バックライト方式の場合は、標本面よりわずかに下の拡散面から拡散した光を、対物レンズで取り込み平行光束にする方式となる。

　したがって、中央にあがってくる光に対し、拡散する光は、コントラストを落とす要因となるため、通常用いなかったが、ディスプレイ技術の発達により、光学シートを用いて、光の直進性を高める工夫により、拡散する光をできるだけ直上に持って行くことで、この問題を解決し、コンデンサ方式と遜色のない光源を実現している。この方式は、従来、コンデンサレンズと対物レンズが固定で、隙間に標本を挟む方式と違い、光源自体が移動できるため、自由な設計ができ、装置の小型化に貢献する長所がある。

2. 標本の搬送保持とステージ

標本の搬送は、標本を大量にセットされているラックから、スキャナへ自動装填することを意味しており、スキャナメーカーによって、その搬送方法は、各社の工夫がされているところである。

撮影ごとに1枚を搬送し、1枚装填する逐次処理タイプと、複数枚の標本を同時に装填する複数処理タイプがある。

また、枚数が4〜6枚程度であれば、専用ホルダにセットして、順次標本を送り撮影するタイプも存在する。

ステージは、基本的に装填された1枚を撮影する為の撮影機構であり、スキャナにおいては、対物レンズの被写界深度が1μm以下になる場合があり、XYの分解能も250nm / pixel とナノメートルの単位となるため、ステージの精度が重要である。

ここでは、一般的な搬送機構とステージについて述べる。

(1) 搬送機構

標本をラックあるいはマッペなどから自動的に搬送する手段として主に、吸着を用いたエアー吸着法 (図5) と機械的なチャッキング機構 (図6) を用いたメカチャック法がある。エアー吸着の場合、狭い間隔のラックなどから、標本の裏面または表面を、負圧を用いて

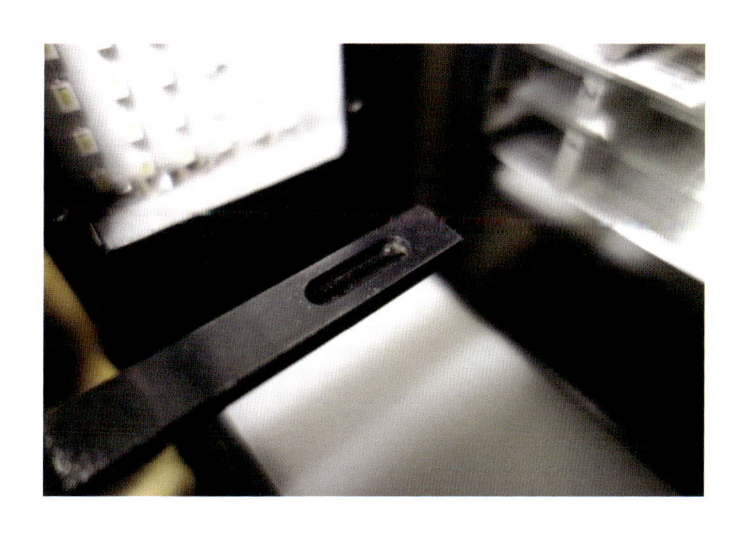

図5　エアー吸着アーム

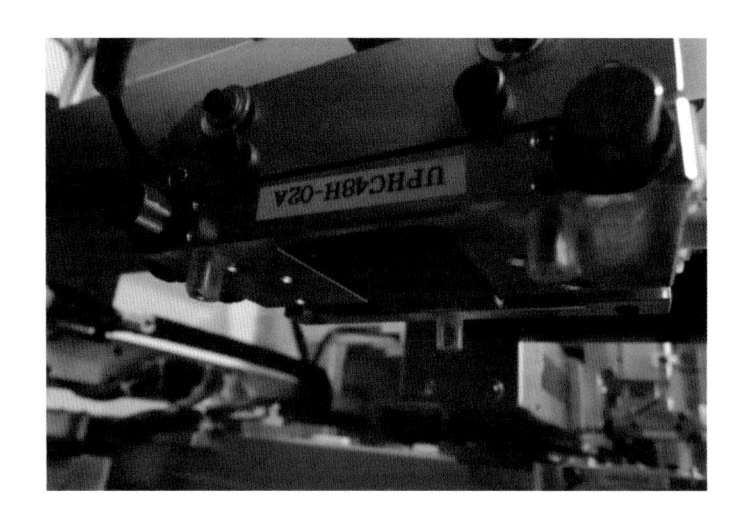

図6　メカチャック機構

吸着し、撮影機構へ搬送するのに向いており、構造上小型にできる利点があるものの、吸着の際にはみ出した封入材を吸引したり、表面の場合検体そのものを吸引する（ノーカバーの場合）可能性もあるという欠点がある。

　メカチャック法の場合は、標本そのものの外形を複数のアームにて挟み込み（チャッキング）、搬送する機構で、封入材等の影響は少ないものの、標本のサイズが違う場合などにチャッキングの誤差が生じ、チャッキングエラーを起こす可能性はある。エラーを避けるため、メカニカルチャックあるいはソレノイドチャックなどを使い、数mm程度の誤差は吸収するような機械的構造をする場合が多く、これら欠点を克服している。ただし、吸着法と違い、アームとその可動部が入ることで、構造的には大きくなる。

(2) ステージ

　撮影するためのステージ機構は、各社さまざまな方法があるが、一般的には大きく2種類に分類される。標本を対物レンズとコンデンサレンズの間に挟み込む為のアーム状のステージと、照明一体型のステージ上の標本を対物レンズの直下で撮影する方式がある。

　コンデンサレンズを使用する場合、対物レンズとの隙間に標本を挿入する必要があるが、どちらにもレンズがあるため、動作に制約ができることがある。

　標本をクランプするクランプ機構がこの制約により、対物レンズにあたらないようにする必要が発生する。また、ケーラー照明の得られるコンデンサレンズの適正位置は、標本に限りなく近いため、ステージのコンデンサレンズ側にも、機構部を置くことができない制約が出てくる。この場合、ロングディスタンス型のコンデンサレンズを設置する方式も

あるが、標本からコンデンサレンズまでの距離が大きくなるため、装置が大型化する欠点が存在する。

　一方、照明一体型のステージを持つ装置の場合、バックライト方式の照明と組み合わせたステージとなる為、対物レンズ、コンデンサレンズともに制約を受けないので、設計の自由度が増し、小型化が実現できる。ただし、バックライト方式の場合、標本全体に強い光が当たっているため、長時間照射した場合に、褪色しやすくなる欠点と、可動部に照明があることで、電線の取り回しが必要である。

3. 自動焦点調整

　スライドスキャナ（光学顕微鏡）における自動焦点調整（オートフォーカス：AF）は、一般的なカメラなどと AF 機構については大きな違いがある。

　一眼レフなどのデジタルカメラは、位相差を利用してフォーカスを検出し、レンズを前後させ、フォーカスを合わせる方式をとる。コンパクトデジタルカメラなどでも、CCD あるいは CMOS 面での像面のコントラストを用いるか、あるいは像面位相差を用いてフォーカスを検出し、レンズを前後させて合焦させる。

　これに対し、スライドスキャナでは、顕微鏡の光学系を固定し、標本を移動し、フォーカスを合わせる。一般的な例えで言うと、集合写真を撮るときに、カメラ側でレンズを動かしフォーカスをとるのではなく、被写体に移動してもらいフォーカスを合わせるようなことを行っている。

スライドスキャナの光学系において、位相差を用いたフォーカス検出は、その構造上難しいことが多く、一般的に像面に得られた画像からフォーカスを判断している。

　一般にコントラスト AF を用いるが、コントラスト AF は相対評価であり、フォーカス面を連続的に変えて、もっともコントラストの高いところをフォーカス面とするが、この方法では、常にフォーカス移動をしていないとそのピークをとらえることができない。すなわち、厳密に言うと、視野を変えるごとにステージを上下させ、フォーカスを検出し直す必要がある。

　しかしながら、このような方法では、各視野でフォーカスのあった画像は得られるものの、撮影時間が膨大にかかってしまう。

　これを解決するために以下の 2 つの方式が用いられている。

(1) サンプリング方式

　コントラスト AF を用いるが、標本の全面で用いるのではなく、**図 7** のように、フォーカスをとる領域を限定し、そこでフォーカスサンプリングを行い、おおよその標本のフォー

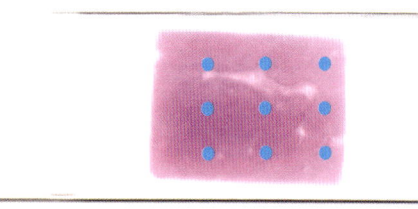

図7　フォーカスポイントの設定

カスのうねりを計算し、それにあわせてスキャンする方式。サンプリング時にフォーカス面を変えるため時間は必要とするが、パラフィンブロックで薄切された組織であれば、フォーカスが合いやすい。多くのスキャナメーカーがこの方式を採用しているとみられる。このサンプリングは、本スキャンとは違うため、サンプリングをプレスキャンと呼ぶ場合もある。

(2)　フォーカス絶対評価 AF

　コントラスト AF では、フォーカス面を連続的に変えてもっともコントラストの出る部分を合焦とする相対評価に対し、今得られている画像が、フォーカスが合っているのかボケているのかを、絶対的評価で数値化し、AF を行う方式がある。一眼レフなどの位相差方式であれば、この方法は可能ではあるが、画像から判断するのは非常に難しい。絶対評価をする方法として、FFT（高速フーリエ変換：Fast Fourier Transform）などの手法を用いる。FFT とは高速フーリエ変換のことで、離散フーリエ変換（Discrete Fourier Transform）をコンピュータ上で高速に算出するアルゴリズムをいい、画像に対し、その連続性を波形と考えたとき、その波形を構成している正弦波の周期を算出することで、どのような周波数で構成されている画像かを求めることができる。医療用途では CT などに用いられている。スキャナ画像の場合は画像に対し、FFT を行った場合、フォーカスが合っていれば画像中の高周波成分が多く存在し、フォーカスが合っていなければ、高周波成分が無くなり、低周波成分のみとなることから、この原理を数値化し、ある一定の閾値を用いて、視野内で再フォーカスをする必要があるのかを判断し、AF を高速化することができる。

　ただし、一般的に画像に対し FFT を行うには、かなりの時間を要する為、この方式を用いるスキャナは少ない。

4. 撮影と画像データ転送

　CCD あるいは CMOS などの撮像素子で得られた画像データは、デジタルサンプリングされ、各色 8 ビット以上のデジタルデータとして、カメラから制御 PC へ転送される。現在は、この転送を USB あるいは CameraLink と言ったインターフェースを用いて PC にデジタルデータを転送する。

　PC へのインターフェースを通して、直接 PC のメモリバッファ上に画像データは書き込まれる。このバッファは、数画面分のメモリを最初にロックしておき、画像転送ごとに、貼り合わせ処理を行い、さらには貼り合わせた後に、決まったサイズでの分割処理をして、ハードディスクに保存される。

　スキャナメーカー各社画像フォーマットがあるが、おおよそ JPEG もしくは JPEG2000 を用いて圧縮されており、その画像の位置関係性を記す必要があるため、一般的に専用フォーマットを用いる。

　ここで、撮影された倍率でのみ保存をすると、撮影時の高速化は図れるが、閲覧時の高速化が図れないという問題が生じる。仮に対物レンズ 20 倍で撮影し、そのタイリング画

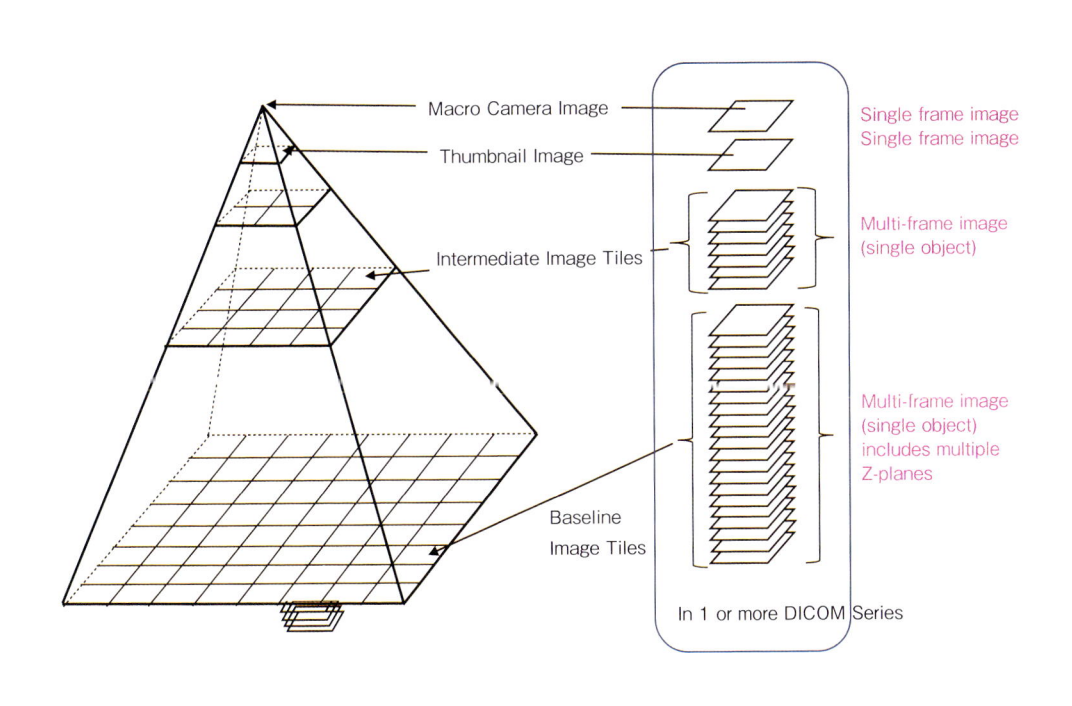

図 8　データのピラミッド構造

像を保存した場合、閲覧時に、5倍表示をするときは、20倍画像を縦4枚・横4枚、合計16枚の画像を開き、さらに1/16の面積に縮小処理を行い表示しなくてはいけない。これでは、閲覧時にシームレスな表示は不可能であるし、通信回線を用いた閲覧の場合は、20倍に比べて、5倍では16倍の通信量が発生することになる。

　したがって、この問題を回避するため、撮影時に低倍画像も保存することで、低倍の高速表示にも対応している。そのデータ構造は、**図8**のようなピラミッド構造でデータを保持しており、その分画像データサイズは増えるものの、データ転送や高速表示には向いている。

（高松 輝賢）

4.3 WSI画像の保存

WSIでは、スライドガラス上の標本全域を画像データ（WSI画像）として保存することで、顕微鏡に近い観察が可能となるばかりか、標本がない場所でも画像を閲覧することが可能となる。その一方で、WSI画像は、ファイル容量が大きく、大量に撮像した画像の管理や大人数での閲覧には画像サーバが必要となってくる。この章では画像サーバの機能とWSI画像の構成及び管理方法について説明する。

1. 画像サーバの機能と構成

(1) 画像サーバの種類

画像サーバは使用される施設の目的や規模によって様々な形態をとることができるが、その一例を**表1**に挙げる。

近年、クラウドを使用する例も増えているが、施設外のクラウドを使用する場合や、施設内のクラウドでも施設外との接続がある場合はセキュリティ対策が重要となる。

(2) 画像サーバの機能

画像サーバはWSIスキャナで撮像された画像データを保存し、その情報をデータベースに登録することにより、画像の検索や配信を行う。画像サーバの代表的な機能には下記のようなものがある。

1) 画像データの保存とデータベースへの登録

WSIスキャナで撮像された画像データは、画像サーバ内のハードディスクに保存されるが、これと同時に撮像条件や画像データの保存場所といった画像情報がデータベースに登録される。一般的なデータベース管理システムでは、専用のプログラム（データベースエンジン）を搭載しているため、大量のデータを高速に登録・読み込み・更新・削除が可能である。

2) 検索

画像サーバに保存されたWSI画像は、通常のコンピュータに保存された画像と同様に

表1 画像サーバの種類

種　類	説　明	長所○と短所×
デスクトップ型サーバ	最も簡易的なサーバの形態であり、保管する画像が少ない場合や、閲覧する端末が少ない場合に向いている。	○価格が安価である ○場所をとらない ○騒音が少ない ×データ保存容量が少ない ×処理能力が低い ×拡張性が低い
ラックマウント型サーバ	一般的なサーバの形態であり、施設の用途によって処理能力やハードディスク容量などを選択することができる。閲覧する端末が多い場合や大量の画像を保存する場合に向いている。	○データ保存容量の選択・増設、処理能力を選択など拡張性が高い ○大容量のデータ保存が可能 ○バックアップ装置の増設も可能 ×高価である ×ラックを置くスペースが必要 ×騒音が大きい
クラウドサーバ	施設内外のクラウドを使うことでハードウエアの制約無く使用することができる。	○サーバのハードウエアが不要 ○データ容量、処理能力の変更が可能 ○サーバハードウエアの購入・管理が不要 ×セキュリティに注意が必要 ×ランニングコストが必要

フォルダ構造などを使って検索することも可能であるが、大量のデータの中から目的の画像を探すには時間がかかってしまう。そこでデータベースを利用することで高速に検索することが可能となり、目的の画像をすばやく検索することができる。また、データベースを使った検索ではファイル名だけでなく、観察条件や標本情報などの画像情報やそれらのフリーキーワード、期間の指定、サムネイル画像などを使うことができるため、曖昧な情報から絞り込みながら目的の画像を見つけ出すことができる。

3) 画像配信

　画像サーバを使用したシステムを使い複数の端末で WSI 画像を閲覧する場合は、画像サーバと端末を LAN（Local Area Network）で結合し、端末の操作に応じて画像サーバが指定された画像を配信することで実現できる。端末側は専用アプリケーションを使って

画像を表示する方式と、端末に標準でインストールされているブラウザソフトを使って表示する方式がある。また、LANによる接続をインターネットやデータ通信回線に接続することにより施設外の場所から閲覧することも可能である。

4) 画像のメンテナンス

　データベースに保存された画像情報は、前記の検索機能により任意の条件で検索することが可能であるため、この機能を使って画像の削除・移動などを行うことも可能である。例えば、古いファイルを手動もしくは自動で別のハードディスクにバックアップしたり、通常使用しているハードディスクから削除したりすることでハードディスクを有効に使用することができる。

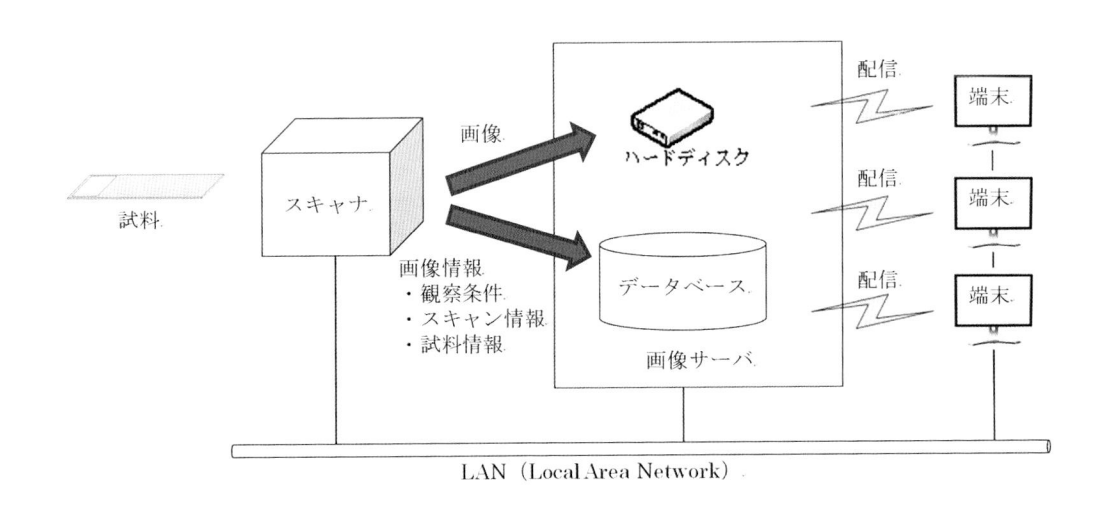

図1　画像サーバを使った閲覧

2. 画像の管理

(1) WSIの画像データ

　WSIの画像は、標本全体を低倍率画像で表示させ、その中の必要な部分を拡大して高倍率画像を観察するという行為を繰り返し行う。また低倍率画像も高倍率画像でもその周辺の画像にスムーズに移動することが必要である。これに加えて表示している画像の位置が、標本全体の画像に対してどの位置にあるかの表示や、他の染色画像との比較など、一

度に大量の画像を表示する必要がある。一方、ネットワークなどを使って画像を表示する時には、送信できる画像の容量に制限があり、画像の表示に時間がかかるという問題が生じる。

このような問題に対応するため、WSI の画像データは、特殊な構成で保存されている。WSI スキャナは、コンピュータで制御され、指定された移動距離ずつ標本の載せられたステージを移動させて画像を撮像していく。この時、画像と同時にその画像を撮像したステージの位置の情報も一緒に保存される。また、撮像画像は指定された高倍率の画像から、より低倍率の画像を合成して同時に保存される。

このようにして WSI の画像データは、標本全体を複数の小さな画像（タイル画像）で構成しながら複数の倍率を持つ画像データとして保存され、さらにその位置情報が一緒に保存される。図2は JAHIS 病理・臨床細胞 DICOM 画像データ規約 V2.1 に記載されている WSI 画像データの構成図である。

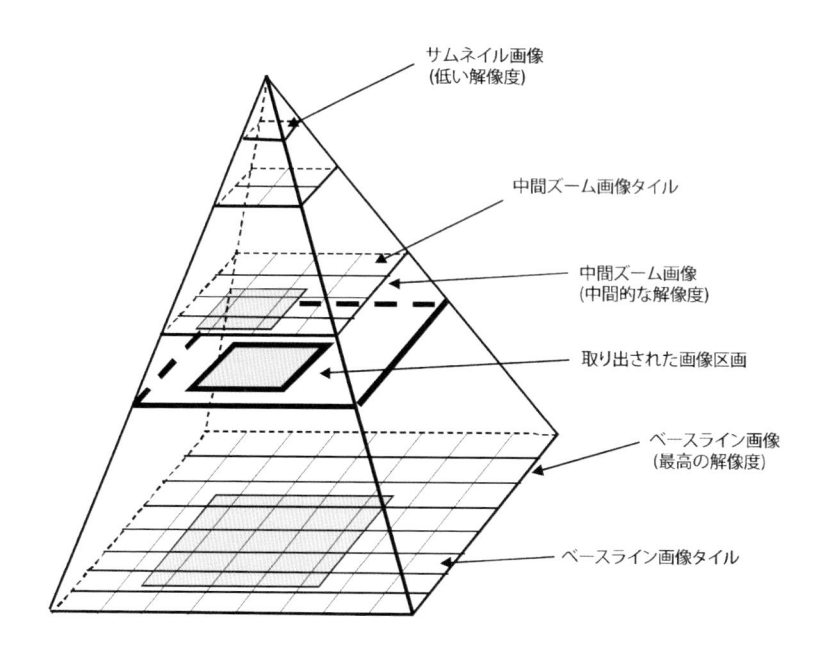

図2　WSI 画像構成図

端末のモニタに画像を表示するときは、まず標本全体のサムネイル画像のみを送信してモニタ上に表示する。サムネイル画像上の任意の領域を拡大したい場合は、端末から指定された位置情報と拡大倍率から該当するタイル画像を抽出し、必要なタイル画像のみを送

信してモニタに表示する。このように表示に必要な画像のみを送信することにより、スムーズな画像の表示や拡大縮小が可能となるのである。

　実際の WSI 画像のデータには、この他にも倍率・光学条件などの観察条件や日時や撮像範囲などのスキャン情報、バーコード ID や撮像した標本の名称や染色といった標本の情報、アノテーションなどの情報が付加されている。また、同じ標本で複数の位置を異なる倍率で撮像した場合や、標本の同じ位置で高さを変えて撮像した場合などは上記の画像構成が複数存在する。

(2) 画像の管理方法と考慮すべき点

1) ハードディスク容量

　WSI 画像はデータ容量が大きいため、長期間使用しているとハードディスクが一杯になり画像データを保存できなくなるという事態が発生する。このような事態を避けるためには定期的に別のハードディスや記録媒体に画像データを移動させる必要がある。古いデータから順にバックアップするためには画像データの保存日時がわかるようなファイル名やフォルダ名にしておき、定期的に一括移動することでハードディスク容量の増加を防ぐことができる。

　一方、データベースを使ったシステムでは、フォルダ名やファイル名はユニークな名称であれば良く、WSI スキャナが自動的に命名したファイル名で保存されることが多い。データベースを使ったシステムでは、データベースによる検索によりバックアップの対象となる期間の画像を検索し、その抽出された画像データを一括で移動させることができるシステムも存在する。

2) ハードディスクの故障

　画像データが保存されているハードディスクの故障により貴重な画像データが喪失する可能性についても考慮が必要である。対策としては画像データを定期的にバックする、画像サーバシステムとして RAID（Redundant Arrays of Independent Disks）と呼ばれる複数のハードディスクで一つの保存領域を作るシステムを採用するなどの方法がある。RAID の種類は複数あるが、一般的なのは同じデータを二つのハードディスクに書き込む RAID 1（ミラーリング）や複数台のハードディスクのうち 1 つが故障してもデータを復旧可能な RAID 5 などである。いずれの方法にしても最悪の事態を防止するためには、ハードディスクに障害がないかを定期的に確認することが重要である。

3) セキュリティ

　コンピュータウィルスや Web アプリケーションの脆弱性によりコンピュータの障害や、情報が漏洩するなどの危険性についても注意が必要である。特に施設外の設備に接続する場合は、アンチウィルスソフトウエアの導入や定期的なセキュリティチェックを行い、コ

ンピュータが安全に動作していることを定期的に確認することが必要である。

（3）WSI 画像の応用

　近年 WSI の普及により、大量な画像の閲覧・管理には画像サーバが必要になりつつある。画像の配信技術を利用して同時に多数の人が閲覧できることを利用した教育や、病理情報システムとの連携、病院間の画像データのやり取りなどには画像サーバの役割が重要となってきている。一方で、大量のデータを扱う画像サーバを安定して運用するための管理やセキュリティの向上が不可欠である。

　また、各社専用の画像サーバが存在する中、DICOM などの標準化の要求が強くなっておりメーカ各社の対応が期待されている。

（田中 利彦）

《文献》

JAHIS 病理・臨床細胞 DICOM 画像データ規約 V2.1。JAHIS、発行年　2015 年。

4.4 WSI 画像の観察

1. はじめに

　近年、WSI システムを用いた遠隔術中迅速診断や、遠隔地との病理コンサルテーションを実施する病院が増え始めている。この背景には、病院ごとに常勤病理医を確保する事が難しいため、WSI システムを利用した病理診断支援、病理医支援が必要となっているという状況がある。WSI システムなどのデジタル技術を応用していく事は、日本病理学会が平成 28 年 11 月に公示した「国民のためのよりよい病理診断に向けた行動指針 2013」の中期目標にも掲げられており、今後、WSI 画像を観察する機会がますます増加していくと考えられる。

　そのような背景の中で、WSI 機器や観察環境について考える事は重要である。WSI 画像を観察するには、まず WSI 画像を作成し、次にネットワーク配信を行い、最後に観察するという大きく分けて 3 つの段階がある。この内で、WSI 画像を閲覧するためのビューアソフトウエア（以下、画像ビューア）と、また WSI 画像を表示するモニタ（以下、画像モニタ）は、共に WSI 観察という段階において非常に重要な役割を担う。その理由は、画像ビューア、画像モニタの性能や機能を、顕微鏡によるガラススライド観察の環境に置き換えた際、WSI 画像はガラススライド、画像ビューアは顕微鏡操作、画像モニタは顕微鏡を通して目に入る映像にそれぞれ該当するため、使用者の観察環境の大半を占めてしまうと言えるためである。したがって、適切な WSI 画像観察環境を整える上でも、ここでは画像ビューア、画像モニタの概要や重要な機能を理解すると共に、選定する際の留意点についても記載する。

2. 画像ビューアの機能と構成

　画像ビューアとは、WSI 画像を観察するために使用するビューアソフトウエアの事である。この画像ビューアの機能には、大きく 2 つに分けられる。一つ目は通常の光学顕微鏡が持つ機能であり、二つ目はガラススライドのデジタル化技術とコンピューター処理により可能となった画像ビューアのみでしかできない機能である。つまり画像ビューアは、

顕微鏡と同様な操作が可能な上、更に顕微鏡とは異なった機能を持つ新しいスライドガラスの観察ツールと言える。

(1) 画像ビューアの機能

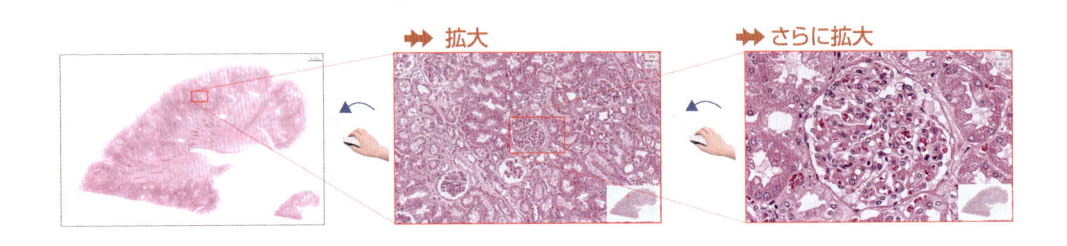

図1　全体像→中拡大→強拡大

この項では画像ビューアの機能を、顕微鏡操作と対比させ記載していく。

①光学顕微鏡同様の操作

　1)　スライドラベルの表示

　　　顕微鏡操作では、マッペ上でスライドラベルを目視確認する事に該当する。一方で、画像ビューアでは、組織・細胞スライドデータの全体像（ルーペ像）を表示する機能に該当する。

　2)　スライドガラスの回転

　　　顕微鏡操作では、顕微鏡ステージ上でガラススライドを回転する操作に該当する。一方で、画像ビューアでは、任意の角度へWSI画像を回転させる機能に該当する。

　3)　倍率・視野の選択

　　　顕微鏡操作では、対物レンズの選択とステージの移動に該当する。一方で、画像ビューアでは、マウスホイールや倍率キーによる倍率の変更や、マウスによるドラッグ操作に該当する。これらの操作は、顕微鏡においては最も基本かつ重要な操作となる。したがって、ユーザがストレスを感じない観察を実現するためには、画像ビューアでWSI画像を高速に表示かつ直感的に操作できる事が非常に重要と言える。

　4)　フォーカス操作

　　　顕微鏡操作では、粗動 / 微動ねじの調整に該当する。一方で、画像ビューアでは多層取り込みをしたWSI画像に対してフォーカス位置を選択できる機能に該当する。

②顕微鏡にはない操作

　1)　表示画面のデータ出力

表示されている箇所を任意の画像形式や解像度で出力する機能である。光学顕微鏡にデジタルカメラが付属していれば可能ではあるが、組織・細胞の全体像（ルーペ像）の撮影は難しい。

2）アノテーション機能（描画機能）

WSI画像に対して、矢印、図形などの描画やコメントを挿入する機能である。光学顕微鏡の中でディスカッション顕微鏡タイプでは、目的場所を指す矢印はあるが、アノテーション機能のようにその位置を保存する事は困難である。

3）マルチビュー機能

複数のWSI画像を同一画面上に表示する機能である。また、複数のWSI画像間を同期させ、表示位置や倍率変更を連動させる事も可能である。特に腎臓、皮膚など複数の染色が必要な組織において、HE染色、免疫染色、特殊染色のWSI画像を同一画面上に表示、同期させ観察する事で、従来は困難であった組織内、同一箇所を異なる染色で対比しながらの観察が可能となる[7]。

4）画像処理

画像処理としては、色調補正（γ値、明るさ、コントラスト）の変更が可能であ

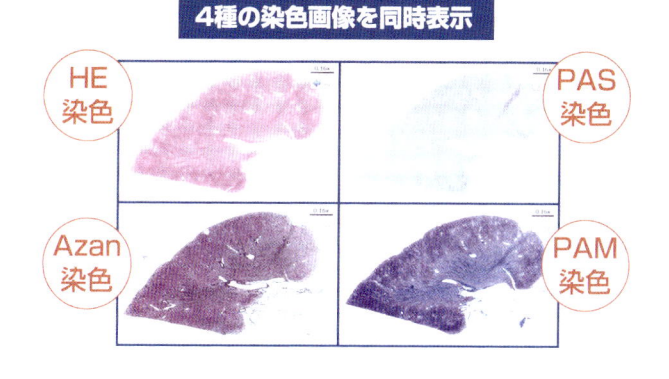

図2　Multiview

る。顕微鏡の場合は、光学系の調整をした上で撮り直す事になるが、WSIの場合は、画像取得後も画像ビューア上で自由に色調補正を行った観察が可能となる。

5）画像計測

画像計測としては、長さや面積の計測、更にはカウント計測が挙げられる。これらの結果は、WSI画像の位置情報と紐付された形で保存できる。したがって、計測後、結果を見た際に計測した位置が確認でき、客観的な情報として扱う事が可能である。

上記に記載した画像ビューアの機能は、組織学や病理学、解剖学などの教育に有用なため、WSI スキャナを導入する医学系大学が多くなっている。この背景として、顕微鏡観察に不慣れな学生もコンピュータ画面ならば長時間の組織観察も可能となる点が挙げられる[2]。また、学生間や学生と教員間とで議論、質疑応答も容易にできる点も WSI システムを用いた教育のメリットとなるためである[2]。特にアノテーション機能（描画機能）を使用する事で、WSI 画像に様々な文字情報を書き込む事が可能なため、特定の組織・細胞像が組織全体に対し、いずれに位置しているかなどを全体からの位置関係が分かるといった従来の顕微鏡のみでは困難であった教育を可能としている。また施設の機器構成やネットワーク次第では、学生は画像ビューアを使用し、自宅などの大学以外の場所からも組織標本をデジタル画像として観察し、自主学習する事も可能となっている。

(2) 画像ビューアの種類

　画像ビューアは、使用する際に画像ビューアソフト自体のインストールが必要か否かで大きく 2 つのタイプに分類できる。詳細に関して、以下に記載する。

①専用ソフトウエアタイプ

　専用ソフトウエアタイプの画像ビューアは、端末ごとにソフトウエアをインストールした上で使用するタイプである。このタイプの画像ビューアを使用するメリットとしては、端末の持つリソースを最大限に利用することができるため、画像ビューアのパフォーマンスを上げることができる点である。一方、デメリットとしては、端末ごとに画像ビューアをインストールするといった端末が変わるごとに、その観察環境を整え直す必要がある。

　このタイプの画像ビューアは、Windows 対応のものが多いが、MacOS 対応の画像ビューアも存在する。これらを無償配布しているベンダーもあり、学会、研究会で多く利用されている。

②ブラウザソフト対応タイプ

　ブラウザソフト対応タイプ画像ビューアは、ソフトウエアをインストールせずに、ブラウザソフト上で使用可能なタイプである。このタイプの画像ビューアを使用するメリットとしては、多くの端末にブラウザソフトが標準インストールされており、端末ごとにインストールする必要がない場合が多い事である。一方、デメリットとしては、ブラウザソフトの仕様に依存するため、ブラウザソフトによっては機能が制限されてしまう事が挙げられる。

　このタイプの画像ビューアは、病院内で病理部門システムと連携し、電子カルテ用の端末から、WSI 画像を閲覧する場合に用いられている。電子カルテ用の端末はセキュリティレベルが高く、専用アプリケーションをインストールする事を避けられて

しまうケースがある。そのような場合でも、インストールしないタイプの画像ビューアであれば、この問題を回避できるため、重宝されている傾向がある。

上記のように、画像ビューアはタイプごとにメリット、デメリットがあるため、画像ビューアの選択には、実際に使用する際の運用面、使用環境面を考慮し、選択すると良い。

3. 画像モニタ（マルチモニタを含む）の機能と選択上の留意点

WSI 画像を観察する際、当然であるが、観察者はモニタを通した画像を見ている。もし画像自体に問題が無いとすると、画像の見え方はモニタによって決まる事になる。したがって、WSI 画像観察を適切に行うためには、画像モニタについても留意しておく必要がある。

具体的に画像モニタについて考える際に、重要な項目としては、「性能」と「機能」の2つが挙げられる。この項では画像モニタの「性能」と「機能」を踏まえた上で、画像モニタの選定する上で留意すべき項目について記載する。

(1) 画像モニタの性能と機能

まず画像モニタで重要な「性能」は、「画質」「解像度 (Pixel 数)」「コントラスト比」「輝度」の4つである。画像モニタには、WSI 画像観察に十分な「解像度」と「画像サイズ」を持ち、また観察に適した「輝度」と「コントラスト比」を表示できる事が求められる。ただし、実際には観察者により、画像モニタの性能の許容範囲が判断され、使用されている場面も多い。

一方で「機能」であるが、1台の画像モニタだけの場合と、複数のモニタ間との場合では求められる機能は異なってくる。まず1台の画像モニタ内においては、日々、モニタの状態を監視し、基準から外れた場合には、自動的にその基準内まで校正する機能が重要となってくる。理由は、観察者はいつ画像モニタを使用しても、ほぼ同じ観察環境である事とその証拠を求めているためである。一方で、複数のモニタ間で求められる事としては、表示特性にバラつきが出ないよう調整できる機能を有する事が重要になってくる。ただし、個々のモニタの校正が行われていれば、モニタ間も一定の範囲の仕様となっていると言える。

(2) 画像モニタ選択上の留意点

前述の内容をまとめると、画像モニタを選択する際には、以下の項目に留意する事が望ましいと言える。

（考慮すべき画像モニタの項目）

① WSI 画像を十分に表示できる解像度を持つのか？

② 観察に適した画像サイズを有しているのか？

③ 観察に適した明るさの輝度で表示できるのか？

④ 適切なコントラスト比を表示できるのか？

⑤ モニタの輝度は、補正・管理できる仕組みを持つのか？

⑥ 複数台の画像モニタ間でバラつきが無いように表示特性を調整できる機能を持つのか？

⑦ 画像モニタを自動校正する機能（オートキャリブレーション機能）を有しているのか？

⑧ 画像モニタ性能を維持する機能（メンテナンス機能）を有しているのか？

⑨ 画像モニタの状態の数値化できる機能（バリデーションのための機能）を有しているのか？

4. おわりに

　今後、WSI 画像観察は、様々な局面において利用される事になっていくと考えられる。海外に目を向けると、海外では WSI 画像による病理診断も開始され、運用ガイドラインや技術基準等が定められてきている。一方で、現在、国内においても、デジタルパソロジー技術基準検討会が発足され、国内の WSI システムが満たすべき性能や技術基準を検討している。近い将来、WSI 画像観察に必要なビューアソフトウエア、また画像モニタの仕様基準も明確になってくるため、今後、システムの使用者は WSI 画像観察の目的を踏まえた上で、適切な環境を準備し、運用・維持・管理していく必要がある。

（小倉 隆）

《文献》
1) 湯村和子 . 臨床のための腎病理 . 第 4 章 機器の進歩と活用 . 204-210. 日本医事新報社
2) 井内康輝 . 病理学の卒前教育・大学院教育 . 病理と臨床 2010 ; Vol.28 No.1 ; 13-19

5

病理診断の基礎知識

5.1 病理診断の意義と目的

1. はじめに

　病気の診断は、推定診断と確定診断とに大別される。病気の治療開始の大前提は、言うまでもなく診断が確定していること、つまり確定診断が付けられていることなのだが、診断に推定性が残るままに、やむを得ない理由によって、あるいは臨床現場の現実的選択として、推定診断のみに依存して治療が開始されることは少なからずある。

　さて、放射線画像診断は、病変の影の形態に基づく診断であることから、原理的に推定診断に留まる。一方病理診断では、病変の代表的部分が直接採取され、その病変組織細胞を直接材料として診断が行われることから、多くの場合、特に腫瘍性疾患においては、確定診断となる特性がある。但しここで述べた推定診断と確定診断とは相互の優劣を示すものではない。確定診断に結びつく病理診断のためには、病変の代表部が含まれる組織が適切に生検採取されることが必要であるが、その為には生検に先立って、放射線画像診断や内視鏡画像診断などにより、あらかじめ病変の全体像が正しく把握され、どこに、どのような病変があり、また病変の代表部が何処であるのかなどの生検に対するナビゲーション情報が充分に提供される必要がある。よって正しい放射線画像診断や内視鏡画像診断に依拠して、はじめて適切な生検が為されるのであり、そして適切な生検組織を得ることによってはじめて正しい病理診断が付けられ、確定診断に至れるのである。

2. 形態診断としての病理診断

　病理診断は形態診断の代表格である。形態診断とは、病気がもたらす形の変化に依拠する診断のことである[1]。病気の種類は数多あるのだが、幸い我々の先達は病気と病気によってもたらされる形の変化との間には一定の法則性があることを早くから見出した。病理学の長年の経験科学的知見の蓄積により、ほぼ全ての病気について、それぞれの病気がもたらす形態変化が如何なるものかが知られ体系化された。これが病理診断学である。炎症性疾患については炎症特有のパターン化された形態変化がおこることが医学的知見として確立されている。また腫瘍性疾患、循環障害、変性性諸疾患、遺伝性疾患についても、おな

じくそれぞれの疾患特有のパターン化された形態変化がもたらされることが医学的知見としてほぼ確立されているのである。従って単純化して述べるとすると、病気のもたらす形態変化、つまり病変を観察し、そこにパターン化されうる形態的特徴を抽出し、それを既に蓄積された病理診断学の知見上の数多ある疾病特有形態パターンに投影し、ぴしゃりと重なるところを見出すことで形態診断が成立することとなる。

　近年人工知能の諸科学への応用が話題となっている。病理診断にも人工知能が活用可能なことは上述の原理から容易に理解されよう。一方では病変の画像解析、パターン解析が進み、他方ではパターン化された画像情報の特徴を包含する大規模な病理診断データベースが確立するとしよう。二者の間の高速かつ正確な検索システムを開発することが人工知能依存病理診断システム開発なのである。

3. 病理診断の構成

　病理診断は、1）臓器、2）部位、3）材料採取法、4）診断、5）診断付加情報、6）所見記述、などから構成されるのが通常である。例えばある胃生検の場合、1）から5）の部分については、

Pathology Diagnosis: Stomach, at prepylorus on the lesser curvature, biopsy; adenocarcinoma, moderately differentiated, with suspected lymphatic invasion, with atrophic gastritis with intestinal metaplasia in the background.　などとなる。

　5）の診断付加情報の中には各種の特殊染色、免疫染色などを行った結果も記載する。例えば単にがんという診断に留まるのではなく、そのがんの増殖活性を各種増殖マーカーの免疫染色陽性率で示すことで、がんの悪性度がより明らかとなり治療に役立つ。

　6）の所見記載は見出された病理所見の要点をきちっと文章に起こすことであり、所見を読んだだけで病理組織画像が頭に正しく浮かび上がるが如く記載することを目標とする。病理所見の記載まできちんと目を通して診療に活かしている臨床医も少なからずいることを病理医は忘れてはならない。また大学病院に代表される教育病院においては、きちんとした所見記載をすること自体が若手病理医の修練に直結する。きちんとした病理所見記載があるか否かで、当該施設に蓄積される病理データベースの価値は大きく異なってくる。

4. 情報処理の観点からみた病理診断プロセス

　生検とか臓器切除により病変組織細胞が採取され、固定、切り出し、パラフィンブロッ

ク作製、薄切、染色、脱水、封入などのプロセスを経て、ガラススライド標本が出来上がる。最も頻繁に使用される染色がヘマトキシリン・エオジン（HE）染色であり、その標本を普通標本とも呼ぶ。デジタルパソロジーでも、この HE 染色標本を基本として Whole Slide Imaging（WSI）への画像取り込みが行われる。上述の一連の過程で、HE 染色ガラススライド標本までは、物質に直接依存していることからここでは material phase（物質相）と名付けることとする。そして WSI 以降の過程は WSI 作成時に量の上限が決定されている画像情報の塊であり、それを information phase（情報相）と名付けよう。HE 標本の WSI で診断確定が困難であったり、診断はつけたが付加情報が必要であったりなどの場合、再び物質相であるパラフィンブロック材料に戻って免疫染色や ISH が行われる。出来上がった標本で追加の WSI を作成することにより、information phase に移行して診断を進めることとなる。ここで原理的に material phase にあるステップには無限の情報が含まれているのであって、そこから必要な情報を情報相へ引き出すのは、ひとえに診断者の意図と判断に依存しているのである（図1）。

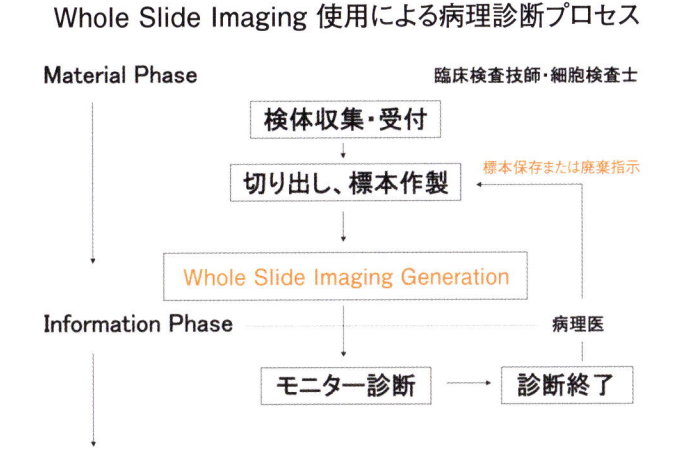

図1　WSI 使用による病理診断プロセス

　以上から、潜在的に無限の情報を含んでいる material phase の組織細胞検体から出発し、最終的には、ほぼ一文で表される病理診断情報に帰結する一連の過程こそが病理診断プロセスなのである（図2）。

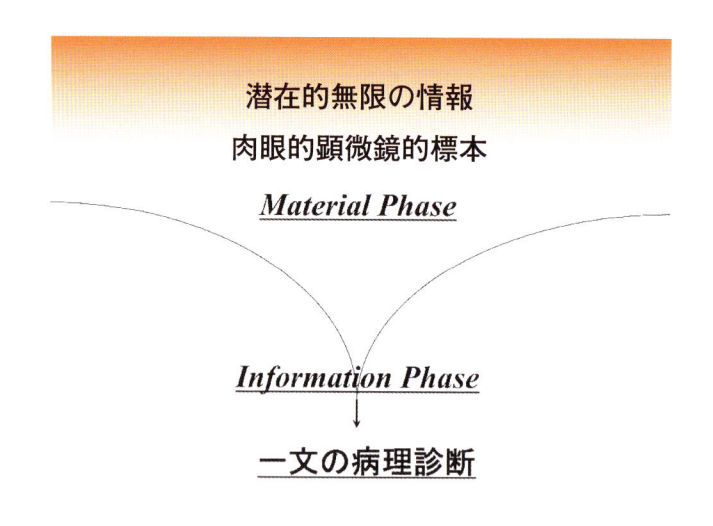

潜在的無限の情報
肉眼的顕微鏡的標本
Material Phase

Information Phase

一文の病理診断

図2　病理診断プロセス

5. 病理診断の限界と将来

　病理診断の意義は、病変の本質を主に形態変化に依拠して明らかにすることにあり、多くの場合、特に腫瘍性疾患においては、確定診断を担う点にある。しかしながら、特徴的形態変化の乏しい事が知られている疾患や、何らかの理由により、生検において診断に結び付く情報源に辿り着けない場合が起こり得て、結論として、確定的病理診断には至れない場合も生じる。その場合には、推定の程度を明らかにした上で、確定出来た所見と、出来なかった所見とが分かるように所見記載しておくことが望まれる。

　一方、今後病理診断は、遺伝子診断と協同することにより、個別の患者の病変の個性まで立ち入った、より高い次元の総合診断に発展するものと思われる[2]。その際には病理診断の形態情報は、遺伝子診断の元材料の由来と純度などを特定する、言わば遺伝子診断材料採取のナビゲーションの役割も果すものと思われる。

（土橋 康成）

《文献》
1) 向井　清 . 病理診断の流れとその運用　In 外科病理学第4版1　向井　清、真鍋俊明、深山正久・編　2006, 文光堂，pp1-14
2) 長村義之：病理診断のための遺伝子診断　In 外科病理学第4版　Ⅱ　向井清、真鍋俊明、深山正久編　2006 文光堂　pp 1797-1813

5.2 組織標本の作製プロセス

1. 組織標本作製の歴史

　1714年Leeuwenhoekによる顕微鏡の発明に始まり、1893年Blumによるホルマリン固定に至る技術開発は約200年の年月が費やされた（**表1**）。技術革新と共に診断精度向上への探求が加わり、標本作製技術の標準化が行われ、現在、固定→切り出し→脱水置換→包埋→薄切→染色の作製プロセスに至る。

表1　組織標本作製の歴史

1714 年	顕微鏡発明（Leeuwenhoek）
1840 年	クロム酸固定
1849 年	カルミンで染色（Goppert, Cohn）
1865 年	ヘマトキシリン（Bohmer）
1870 年頃	薄切法考案
1880 年	ミクロトーム（Thoma, Jung）
1880 ～ 1900 年頃	凍結切片作製法の考案
1885 年頃	パラフィン包埋実用化
1090 年	ホルマリン固定（Blum）

2. 固定

　固定とは生体から切り離された瞬間から起きる自家融解を止め、ホルマリンなどでタンパク質を凝固し、できる限り生きていたときに近い状態で保存すること。つまりタンパク

質、核酸、糖質等の細胞成分が、標本作製の過程で加えられる薬品や熱による変形、変質をできるだけ少なくする為の操作である。また固定は組織を一定の硬度を与えて切り易くし、色素や化学薬品を用いやすい状態に変えることである。

代表的な固定液としては10%ホルマリン液(3.7%ホルムアルデヒド水溶液)、無水エタノール液、ブアン液、カルノア液などがある。ホルムアルデヒドは揮発性でかつ反応性の高い分子であり、タンパク質のアミノ基にメチレン架橋を形成しタンパク質を不溶化する。

3. 切り出し

ホルマリン固定された材料は、水洗後に「切り出し」が行われる。病変部および正常部（切除断端など）から組織の必要な部位を選んで、適切な大きさ、形に切り取る（**写真**）。がんの深達度、切除断端への浸潤の有無、正常部位との移行像などの確認が重要。

4. 包埋・パラフィンブロック作製

組織の70〜80%は水分なのでアルコールによる脱水系列で完全に除く。この時、脂肪も取り除かれる（脱脂）。脱脂はパラフィンの融点降下を防止するのに効果があり、また薄切時に切りやすくなる。

エタノールはパラフィンに馴染まないので、キシレンやクロロホルム等の中間剤による置換を経て、組織に溶けたパラフィンを浸透させる。キシレンを使用する場合、30分置換を2〜3回行う。固定の終わった組織は、そのままでは形が不均一で柔らかいため、薄く切ることが難しい。そこで、パラフィンなどの包埋剤を組織に浸透させ、適度な硬さを与える。

中間剤置換後、60℃に設定したパラフィン溶融器中で溶融した硬パラフィン（60℃）に30分、4回浸透させる。組織を摘んで移動させるためのピンセットを予め加温しておく。包埋皿に組織を置きパラフィンを流しカセットを被せ冷却する。固まったらナイフなどで余分なパラフィンをそり落とす。

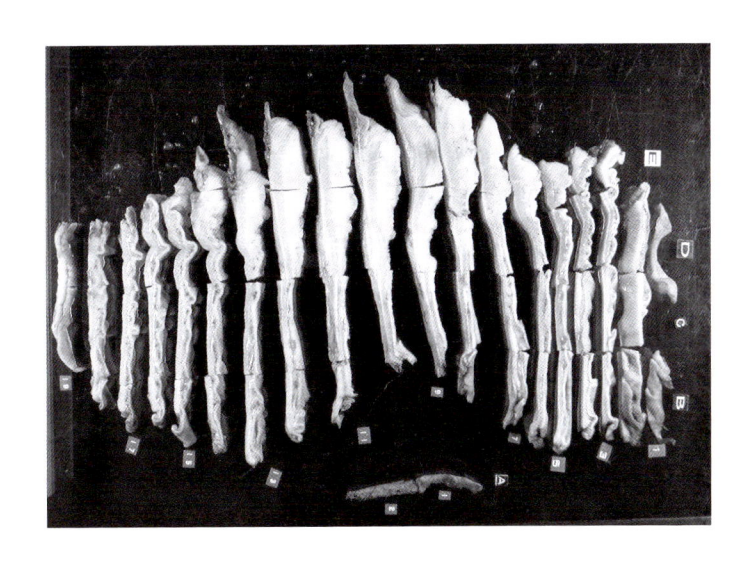

写真　臓器の切り出し

表 2　脱水〜包埋操作

第 1 槽	99.5％エタノール
第 2 槽	99.5％エタノール
第 3 槽	99.5％エタノール
第 4 槽	99.5％エタノール
第 5 槽	100％エタノール
第 6 槽	キシレンまたはクロロホルム（中間剤）
第 7 槽	キシレンまたはクロロホルム（中間剤）
第 8 槽	キシレンまたはクロロホルム（中間剤）
第 9 槽	パラフィン（58〜60℃）
第10槽	パラフィン（58〜61℃）
第11槽	パラフィン（58〜62℃）
第12槽	パラフィン（58〜63℃）

生検例では第 1 槽〜第 5 槽まで 8 時間、第 6 槽〜第 12 槽まで 6 時間　計 14 時間の設定条件

5. 薄切

組織標本を顕微鏡観察するには光を透過させる厚さとして $3 \sim 5 \mu \text{m}$ にする必要がある。そのためパラフィンで包埋されたブロックは、ミクロトームにて $3 \sim 5 \mu \text{m}$ に薄切し、スライドグラス上で伸展し、乾燥後それぞれの染色を行う。

薄切された「パラフィン切片」は、キシレン・エタノールを通して脱パラフィン後に染色される。パラフィンに包埋された組織（パラフィンブロック）は永久保存が可能で、必要なときにいつでも再薄切が可能である。

6. 安全上の注意

標本作製に用いるホルマリン等の固定液、キシレンやクロロホルムなどの透徹液は有毒である。皮膚などにつけないように注意し、蒸気を吸入しないようにすること。もし接触した場合にはすぐに良く水洗すること。また包埋操作中は換気に注意してエタノール、キシレン、クロロホルムなどなどの蒸気が充満しないようにし、火気を避けること。

メタノールは安価で、組織への浸透がエタノールの約2倍速く、かつ組織の硬化の程度が軽いので推奨されているが、吸引などで体内に取り込むと代謝されてホルムアルデヒドおよび蟻酸となり、毒性が高いので取扱に注意しなくてはならない。

クロロホルムはキシレンの2倍毒性が高いが、組織への浸透速度が速く、引火性がないなどの点では優れている。

（布引 治）

5.3 細胞診断標本の作製プロセス

1. はじめに

　より精度の高い細胞診断を実践するためには、診断標本の質が良好であることが条件となる。そのためにも多くの判断材料を効率よく収集し、より有効的な標本を作製する過程から細胞診断が開始されることを念頭におきたい。本章では、細胞診標本の作製プロセスについて要約する。

2. 細胞診検体の種類と取り扱い

　細胞診検体として提出されるものには、尿・体腔液・胆汁・膵液・脳脊髄液、手術時の腹腔および胸腔洗浄液などの細胞成分を含む液体として提出される「液状検体」と、子宮頸腟部・体部擦過などの婦人科検体や、喀痰・気管支擦過、胆・膵管擦過検体および甲状腺や乳腺などの喀出または穿刺吸引採取された「非液状検体」に大別される。これら新鮮検体を扱う際には、各施設の感染対策方法に準じ、十分な感染予防に努める。

3. 細胞塗抹方法

　採取した細胞をスライドガラスへ塗抹する方法は、検体の性状や採取法により最良の方法を選択する。前述の「液状検体」と「非液状検体」にわけて解説する。

（1）液状検体
　肉眼的な検体の性状観察の後に、遠心操作により細胞を収集し、スライドガラスに塗抹することを基本手技とする[1, 2, 4]。施設ごとの様々な方法によるが、引きガラス（Wedge）法でパパニコロウ染色、Periodic Acid Schiff（PAS）反応、May-Grunwald Giemsa 染色各1枚作製し、残検体をあますことなく Liquid-based cytology（LBC）標本とし、さらに細

93

胞成分に富む場合は、必要に応じてセルブロックを作製して免疫化学的な検索へと進め、多様な細胞所見に対応できうるように備える。また、脳脊髄液などの細胞量に乏しい場合は、自動遠心塗抹法（オートスメアー法）が有用である[4-7]。

a) 引きガラス法と擦り合わせ法

① 提出材料の性状により、1,500 〜 3,000rpm で 3 〜 5 分間の遠心操作を行う。

② デカンテーションにて上清を除き、パスツールピペットなどで細胞成分を丁寧に回収する。

③ スライドガラスへ適量滴下したものを引きガラス法で、あるいは粘稠性で細胞量が豊富な場合は擦り合わせ法により塗抹し、95% エタノールへすみやかに浸漬後 30 分以上静置固定する。

b) 自動遠心塗抹法（オートスメアー法）

① 各施設で採用している装置の方法によるが、スライドガラスを専用チャンバーに固定した後に、検体をチャンバー内に注ぎ、細胞成分を遠心塗抹する。

② 塗抹後、デカンテーションにて上清を捨て水分をよく切り、チャンバーを解除したのちに素早く 95% エタノールへ浸漬固定する。診断目的に応じて乾燥固定とし Giemsa 染色へ備える。

c) 液状化細胞診 liquid-based cytology（LBC）標本作製法

子宮頸部細胞診を中心に発展してきた標本作製法だが、非婦人科検体においても効率よく診断に有効な細胞を収集塗抹することができる有用な方法であり、本邦においても普及されてきた[6-10]。原理などの詳細については解説書[6-10]を参照されたい。本章では、大型の専用機器を必要としない、用手法による LBC 標本作製法を紹介する[6, 8, 9, 10]。必要器材は、遠心機、Becton Dickinson（BD 社）の専用スライドラックと円筒状のセトリングチャンバー、SurePath™ Precoat Slides と BD サイトリッチレッド™ および 95% エタノールを用意する。

① 遠心操作にて収集した沈渣により目的に応じた枚数の引きガラス法標本を作製する。

② 残沈渣に対して 1ml 程度の BD サイトリッチレッド™ を加え（血液成分を多く含む場合には二重溶血法[4, 6] により細胞成分を収集する）、よく混和し室温にて 30 分以上固定する。

③ 精製水を 3ml 程度加え撹拌したのちに遠心。上清を除き、再び沈渣に対して 0.5ml 程度（沈渣成分の量によって調整）の精製水で再浮遊液としたものを前処理検体とする。

④ スライドラックに BD SurePath™ Precoat Slides をセットし、セトリングチャンバーを固定する。

⑤ ③の前処理検体を半量取り、セトリングチャンバー内に注ぎ軽く震盪後 10 分間静置する。

⑥ ラックごとデカンテーションし上清を捨て、95% エタノールを 1.0ml 程度注ぎ軽く震盪する。

⑦ 再びデカンテーションし、アルコールをしっかりと切り、セトリングチャンバーを
はずし、95% エタノール内に細胞塗抹完了後のスライドガラスを移し、染色行程へ
と進める。

(2) 非液状検体

　擦過ブラシなどの器具により患者から採取した細胞を直接塗抹法によって作製する標本
の質は、臨床医の塗抹手技に委ねられる。乾燥を避け、スライドガラスに均等な厚さで偏
りなく塗抹することが理想である。不適正標本については、その旨を術者へ伝え診断標本
の改善に努めることが重要である。また、喀痰などの粘稠性検体の塗抹方法については、
細胞検査士会から発行されている『細胞診標本作製マニュアル』[5] に準拠する。

a）婦人科検体

　古くより直接塗抹法による標本作製が行われてきたが、自動化により限られた範囲に均
質な細胞塗抹が可能となる利点と、HPV（Human Papilloma Virus）test への汎用性の観
点から米国を中心に LBC 法が標準法となり、本邦においても近年浸透しつつある[10]。

b）針穿刺吸引細胞診

　触診あるいは画像診断により病変部を確認したのち針を穿刺し、陰圧をかけるまたは針
先を回転させるなどして穿刺針内に得た細胞をスライドガラスへ吹き付け、擦り合わせ法
や圧挫法により塗抹し素早く固定液へ浸漬する。

c）内視鏡的採取検体

　近年、内視鏡下で積極的に深部臓器に対する細胞採取が行われる様になった。X 線透視
下あるいは超音波内視鏡下で病変部へブラシを到達させ擦過したり、針穿刺にて採取した
細胞を直接塗抹する。塗抹後のブラシや超音波端子部、ガイドシースなども生理食塩水で
洗浄回収し、余すことなく細胞収集する。近年では、迅速細胞診（rapid on-site cytologic
evaluation；ROSE）の普及と共に、細胞検査士が細胞採取の現場へ出向き、臨床医のか
たわらで標本作製を行う機会が増してきた。迅速鏡検によって標本の不適正を判断するこ
とも診断効率を向上させるための有効手段となる。

4. 染色法

　パパニコロウ染色は、細胞診標本を観察するうえで一般的な染色法であり、細胞核をヘ
マトキシリンで染め、オレンジ G・エオジン・ライトグリーンの分子の大きさが異なる 3
種の酸性色素によって細胞質を染め分ける方法である[1-2]。また、腺癌細胞と中皮細胞と
の鑑別や粘液の同定に PAS 反応が用いられ、リンパ腫などの血液細胞の判定には Giemsa
染色、May-Grunwald Giemsa 染色など、診断目的によって特殊染色を加える[1-2]。

5. おわりに

　日常的な細胞診標本作製において重要なことは、診断に有効な細胞成分をいかに工夫して標本上に反映させ、だれが診てもみやすい標本を作製することに尽きる。加えて、患者がセカンドオピニオンを求め標本と共に医療施設間を移動する現代、施設間での診断標本の仕上がりが統一化されることを切望する。

（東　学）

文献

1) 日本病理学会. 病理技術マニュアル6 細胞診とその技術. 第1版. 医歯薬出版, 1982年
2) 西国広 編. 基礎から学ぶ 新細胞診のすすめ方, 第3版. 近代出版、2012年
3) 細胞検査士会. 細胞診標本作製マニュアル（呼吸器）, 第2版. 細胞検査士会、2012年
4) 細胞検査士会. 細胞診標本作製マニュアル（体腔液）, 第1版. 細胞検査士会、2008年
5) 細胞検査士会. 細胞診標本作製マニュアル（泌尿器）, 第1版. 細胞検査士会、2004年
6) 山城勝重・監修. BD LBC Refernece Book 体腔液編, 日本ベクトン・ディッキンソン、2011年
7) 金城満・監修. BD LBC Refernece Book 泌尿器編, 日本ベクトン・ディッキンソン、2014年
8) 平紀代美. 直接塗抹法・LBC法の標本作製技術の基本と形態学的差異. Medical Technology 2014；42（7）：666-673
9) 平紀代美・他. liquid-based cytology の非婦人科検体への応用（尿・体腔液）. 検査と技術 2012；49（2）：121-126
10) 佐々木寛・監修. 液状化検体細胞診断マニュアル. 第1版. 篠原出版新社.

5.4 凍結切片の作製

1. 目的

　凍結切片の作製は、新鮮な組織片をゼリー状包埋剤で包埋、瞬間凍結させクリオスタット（**図1**）で薄切する。標本作製が短時間なことから術中迅速診断として未確定病変に対し、良・悪性、組織型の診断や、断端への浸潤、リンパ節転移の確認に用いられる。また脂肪がアルコール・キシレンにより溶出しやすい脂肪染色や、抗原性が消失しやすい免疫染色用材料を未固定のまま切片作製するために用いる。材料を凍結させ薄切する方法は1880 ～ 1900年頃、イギリス、ドイツで考案された。

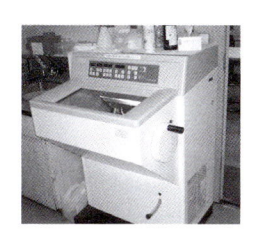 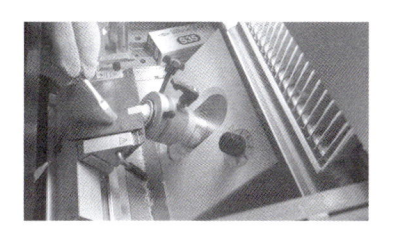 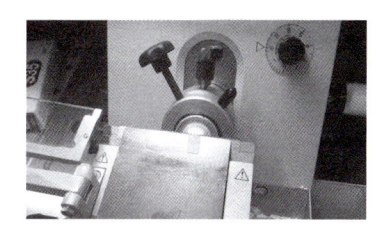

図1　　　　　　　　図2　　　　　　　　図3

2. 包埋ブロックの作製

　凍結切片用包埋皿（TISSUE-TEK クリオモルドなど）に、水溶性包埋剤（OCT compound など）を注入する。薄切面を下にして組織片を沈める。その上に金属試料台（TIS-SUE-TEK オブジェクトホルダー）を被せる。下記（1）～（3）の方法で包埋ブロックを凍結させる。または組織片を包埋剤と共にクリオスタットの金属試料台に載せ、庫内の温度（－ 20℃）で直接凍結させる方法もある。

(1) 液体窒素（−180℃）に10秒ほど浸す

(2) ドライアイス・アセトン（−80℃）に浸す

(3) 迅速凍結用スプレー（フリーザースプレーなど）で噴霧

3. 薄切と切片の固定

薄切はミノー型ミクロトームを用いたクリオスタットを用いる。生材料を用いるため手袋を着用し、感染防止。クリオスタット薄切法の手順を以下に示す。

(1) 包埋ブロックをミクロトーム試料ホルダーにセット

(2) メス面と試料ホルダーの高さを調節

(3) 荒削り

(4) 本削り3〜4μmの厚さの切片を作製。アンチロール（切片の巻き込み防止装置）をメスの上に置き、刃先より0.3〜0.5mm程度出るようにする。ハンドルを回すと切片がアンチロールの間に入ってくる。アンチロールを上げてピンセットや毛筆で切片の湾曲や皺を整える（**図2**）。**図3**の状態から切片にスライドガラス（剥離防止処理されたもの）をあて貼り付ける。

(5) 直ちに固定（ホルマリン・メタノールなど）迅速HE染色

(6) 残りの凍結ブロックは水で溶かし10％ホルマリン液で固定、保存ブロックを作製する。

4. 注意点

(1) クリオスタット内の温度は−20℃前後が至適である。脂肪成分が多い場合さらに低い温度に設定する。

(2) 急速凍結を行う（水の結晶による組織破壊を防止）。

(3) 肝炎、結核など感染防止（手袋、マスク）に努める。

（布引 治）

標本の染色

1. はじめに

　一般的に病理標本作製は、①固定→②切出し→③脱脂→④脱灰→⑤パラフィン包埋→⑥薄切→⑦染色と多くの工程が存在する。それぞれの工程は標本の出来上がりに密接に関係しており、どれか一つでも失敗すると良い病理標本はできない。そのため、良い染色を行うためには①~⑥の工程をきちんとした手順で行う必要がある。

　標本観察する場合、元来の細胞組織は無色であるため、ただ薄切した状態では顕微鏡下の観察が難しい。そこで個々の生体物質に色を付けして、はじめて顕微鏡による透過光での観察が可能となる。この生体物質への色付けを染色という。

　病理診断に用いる染色には、一般染色と呼ばれるヘマトキシリン・エオジン（HE）染色、膠原線維や粘液など生体物質を各種色素や化学物質により目的別に染め分ける特殊染色、抗原抗体反応を用いる免疫染色、DNA または RNA など核酸を標的とする in situ hybridization （ISH）など多岐にわたり、染色の種類だけで数百種類にのぼる。

　今回は、代表的な染色である HE 染色、特殊染色として過ヨウ素酸・シッフ（PAS）反応、エラスチカ・ワンギーソン（EVG）染色、ギムザ染色、また免疫染色の概要を述べる。

2. 染色 (図1)

(1) HE 染色

　HE 染色はヘマトキシリンで細胞核を青色に染め、エオジンで細胞質やその他組織成分を種々の彩度の朱色で染め分ける。

　HE 染色はもっとも基本の染色であり、病理診断学に絶対に欠かせない染色である。HE 染色のみで病理標本の 8 割がたは診断可能である。一般に HE 染色に対して、補助的な染色として特殊染色や免疫染色があると考えて差し支えないのである。つまり HE 染色の仕上がりが、診断の質を左右するといっても過言ではない。

　ヘマトキシリンはアルミニウムイオンや鉄イオンと結合することによって染色性を得る、代表的な塩基性色素である。水溶液中では正（＋）荷電し、リン酸基（$-PO_4-$）を

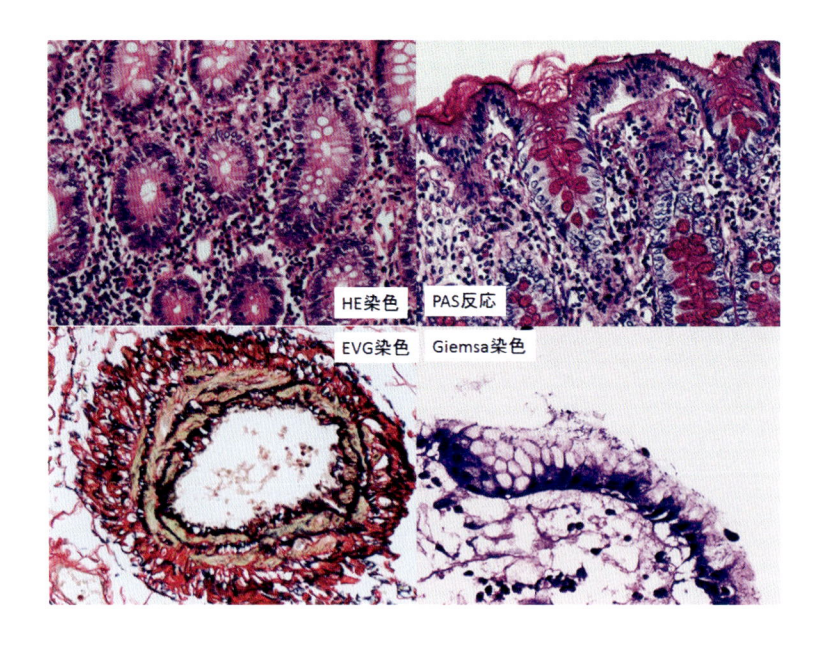

図 1

持つ細胞核やカルボキシル基（−COO−）を持つ細胞物質にイオン結合し着色する。ヘマトキシリンには進行性染色のマイヤーのヘマトキシリン、退行性染色のカラッチのヘマトキシリンやハリスのヘマトキシリンなどいくつかの種類がある。進行性染色では細胞核のみ染まるが、退行性染色は細胞核以外の細胞質まで染まるので、1% 塩酸アルコールを用いて「分別」操作が必要になる。分別操作を行わないと、次のエオジンを染めた時に色が被ってコントラストのない赤黒い色になってしまうので、退行性のヘマトキシリンを用いた時には必ず分別を行うようにする。ヘマトキシリンは酸性溶液なので染色したままでは赤茶色を示し、エオジンとのコントラストが悪いだけでなく退色しやすい。そこで核染後、または分別後にアルカリ溶液か流水水洗により細胞核がきれいな青色に変色するまで中和する（色出し）。このような色調の標本は長期保管が可能である。

　エオジンは一般に eosin Y が使用される。この色素は助色素にカルボキシル基（−COO−）を持つ代表的な酸性色素である。水溶液中では負（−）荷電し、生体組織の正（＋）荷電の部位に結合する。エオジンは作製時に 0 〜 4 個の臭素（Br）が結合した、分子量の違う eosin Y 分子が混在した状態で存在する。この分子量の違いが、赤血球や膠原線維、細胞質などの染め分けに関係していると考えられる。生体タンパク質の構成成分であるアミノ酸は水溶液中では正（＋）と負（−）の両方の電荷を持つが、エオジンに酢酸を加えることでタンパク質のアミノ基（−NH$_2$）を正荷電（−NH$_3{}^+$）に変化させることにより、負電荷のエオジンと結合しやすくさせる。

以上のような染色原理と染色上の注意事項を守って、コントラストの良い美しいヘマトキシリン・エオジン染色を染めることは、病理診断の正診率を上げる第一歩である。

(2) 過ヨウ素酸・シッフ（PAS）反応

PAS反応は、1946年にMcManusにより考案されて以来、簡単な手順ではあるが、染色目的がはっきりしているため70年以上たった今でも多用されている。原理として、糖質のα-グリコール基を酸化し、生じたアルデヒド基（-CHO）とシッフ試薬が結合、発色する。この反応は化学的であり、組織内のムコ物質の証明に有効である。主に癌細胞の粘液や刷子縁の証明、腎糸球体基底膜病変の診断、真菌や赤痢アメーバ-の証明など多様な目的に応用される。

(3) エラスチカ・ワンギーソン（EVG）染色

EVG染色は膠原線維と弾性線維、筋線維を同時に染め分ける染色である。弾性線維染色であるワイゲルト染色に、後染色としてワンギーソン染色を行う重染色法である。弾性線維は疎水性官能基を多く持つ親油性タンパク質であり、そこに親油性色素であるレゾルシンフクシンが結合し着色する。後染色のワンギーソン液には分子量の違う2種類の色素が含まれており、大きな分子量の酸性フクシンは構造が疎な膠原線維に浸透し、小さな分子のピクリン酸は構造が密な赤血球や筋線維に浸透する。

血管や肺、皮膚など弾性線維の多い組織の病変、心筋梗塞などの線維性変化、腫瘍の脈管侵襲や莢膜浸潤、深達度など多くの疾患で汎用性の高い染色である。

(4) ギムザ（Giemsa）染色

血液細胞染色として一般的な染色であり、対象となる組織は骨髄組織やリンパ節病変などが代表的である。それ以外にも組織内の細菌観察にも用いられ、とくにヘリコバクター・ピロリ菌の簡便な染色法として日常的に用いられている。ギムザにはメイングリュンワルト・ギムザ染色、ライト・ギムザ染色、ギムザ染色など種々の方法がある。核の染色にはギムザ染色が適しており、細胞質顆粒の染色にはメイ・グリュンワルド液、ライト液が適しているといわれている。骨髄組織など血液疾患を目的とする場合は、ライト・ギムザ染色などの二重染色が適している。しかしヘリコバクター・ピロリ(HP)を目的とする場合は、ギムザ液短染色でも十分に観察に耐える。

(5) 免疫染色

免疫染色は免疫組織化学（Immunohistochemistry）の一分野で、細胞組織内の目的の物質（抗原）の存在部位を抗原抗体反応を用いて形態学的に検出、観察することである。原理として、①一次抗体に直接標識物質を結合する「直接法」、②一次抗体を反応させた後、一次抗体に対する二次抗体に標識物質を結合した「間接法」、その他、間接法の改良法で

ある「ペルオキシダーゼ・抗ペルオキシダーゼ(PAP)法」「アビジン・ビオチン(ABC)法」「ストレプト・アビジン (SAB) 法」「ポリマー法」「CSA (Catalyzed signal amplification) 法」などがある。それぞれに一長一短があり、目的に応じて使い分けることが肝要である。

3. 顕微鏡写真と WSI システムの相違点

　顕微鏡写真も WSI システムもデジタル情報ということでは同じである。しかし実際の画像を比較すると解像度や彩度、明度などに違いがある。顕微鏡写真は実際のプレパラートを鏡検しながら撮影を行うので、肉眼像との彩度・明度の差異は少ない。しかしながら WSI システムは撮影装置が自動的に最適と思う条件で撮影するために、出来上がりの画像を確認すると違和感のあることも少なくない。WSI システムは画像処理ありき、と考えた方が良い。

　また解像度においては、低倍率では顕微鏡画像も WSI システムも大差なく綺麗にみられるが、高倍率になると WSI システムの解像度は顕微鏡写真に劣ることが多くなる。特にヘリコバクター・ピロリなどは顕微鏡画像の方は観察に耐えるが、WSI システムは焦点が合わないボケた感じになってしまう。(**図2**)

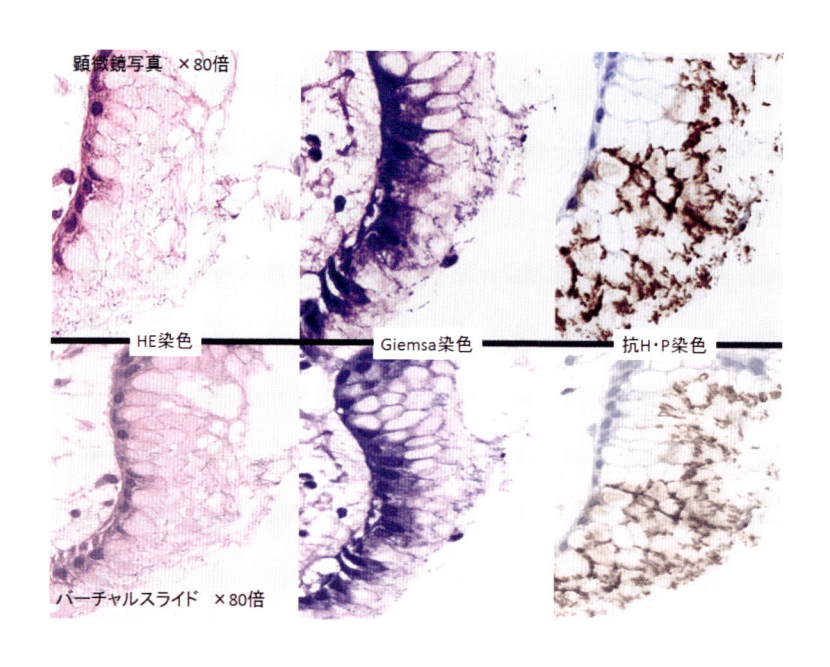

図2

4. まとめ

　詳細は各種成書[1,2]に譲るとして、今回は代表的な染色を紹介した。これらはほんの一部に過ぎない。染色は病理の基本であり、また診断には不可欠な技術である。とはいえ、臨床診断から HE も見ずにあらかじめリンパ腫 Set などの Set メニューで染色を依頼する病理医が増えている。あくまでも特殊染色や免疫染色は HE 染色の補助手段であり、HE 染色での自分の診断の確認の手段である。そのため適切な染色オーダーをできるように標本を診る力を養っていかねばならない。

（山田 寛、伊藤 智雄）

文献

1) 最新染色法のすべて, 第 1 版, 医歯薬出版株式会社, 2011 年
2) 基礎病理技術学, 第 1 版, 特定非営利活動法人　病理技術研究会, 2013 年

5.6 標本と標本情報の管理

1. はじめに

　現在、病理部門を抱える多くの施設には、生検や手術検体、さらに解剖検体などより作製されたブロック、組織診、細胞診など大量の標本が保管されている。これらの検体は患者プライバシーの最たるものであり、保管や管理についても十分に注意を払う必要がある。しかしながら現状においては、病理検体の管理、保管に関する期間を定めた法律などはなく、個々の施設に委ねられているのが実情である。そこで日本病理学会【http://pathology.or.jp/】の示す見解・指針に沿って病理検体の扱いについて述べる。

2. 病理検体取扱いに関する法律および指針

　まず病理検体は、①病理解剖に由来する検体、②患者の生検、細胞診、手術材料に由来する検体の2つに分けられる。前者①の検体においては、「死体解剖保存法」「病理解剖指針について」などに細かく規定されている。しかし後者②の検体においては法律などなく、日本病理学会が「患者に由来する病理検体の保管・管理・利用に関する日本病理学会倫理委員会の見解」「患者の病理検体（生検・細胞診・手術標本）の取扱い指針」を発表している。

　また日本病理学会では、病理検体を「病理臓器」と「病理標本」に分けて扱っている。①病理臓器とは、「未固定および固定された細胞、組織、臓器であり、病理部門でさらなる加工が加えられていないもの」であり、②病理標本とは、「病理部門で加工された全ての標本を含み、電子顕微鏡およびパラフィンブロック、プレパラート、肉眼・顕微鏡写真など」である。

　上記の見解や指針において、病理標本の管理は「病理診断に用いられた「病理標本」は保険医療機関及び保険医療養担当規則に規定される「診療に関する諸記録」と見なすべきであって、一定期間、病院ないし施設で保管の義務を有するものと考えられる。」とされている。つまりカルテと同様の扱いであることが提言されていて、少なくとも5年以上は保管することが望ましいと考える。

3. 実際の保管状況 (図1)

(1) ブロック

　ブロックの保管期間は半永久（永久）保存が大概を占める。この理由として、「ブロックさえあれば標本の再生が可能である」ということが最大の理由であろう。ブロックの保管には湿度・温度の管理が重要であり、エアコンのない部屋などではパラフィンの融解がおこり、再検査での品質が保証されない事態が起こりうるので注意されたい。

(2) 組織標本（プレパラート）

　組織標本は、各施設の収納スペースなどの問題があり施設間で大きな差が見受けられる。長いところでは半永久であり、短いところでは5年以下の施設もある。しかし長く保管していても退色して見られないような標本が多いようならば、スペースの有効活用として保管期間を設けた方が効率的である。

(3) 細胞診標本（プレパラート）

　細胞診標本は通常1枚しかないため、一度廃棄したら二度と再生できない。そのため、保管する標本を偽陽性以上の標本はもちろんのこと、陰性でも所見のあるもの、陰性全般を永久保管する施設も多い。細胞診標本は再水和など再染色に有効な方法もありスペースの許す限り長く保管することが望ましい。

(4) 情報管理

　言うまでもないことだが、病理診断はもちろんのこと、ブロックやプレパラート、画像データなどもすべて個人情報として扱わなければならない。そのためブロックやプレパラート、報告書などの保管室には施錠し入退室記録が必要であり、また電子カルテではパスワード管理は必須である。

4. まとめ

　病理標本・情報の管理・保管方法および期間は指針には細かく示されてはいない。そのため個々の施設が指針に沿った独自のルールを制定し、しっかりと管理することが肝要と考える。

（山田 寛、伊藤 智雄）

5.7 組織診断業務の流れ

1. 診断対象症例の選択

　病理診断にあたっては症例取り違えのないように、①依頼伝票、②切り出し図、③顕微鏡スライドを一致させ、対応する報告用紙に診断、所見などを記載する。これらを一致させるには、病理の受付時に発生させた病理番号を用いることが多い。スライドラベルに患者名を記載し、患者名を参照する場合もある。

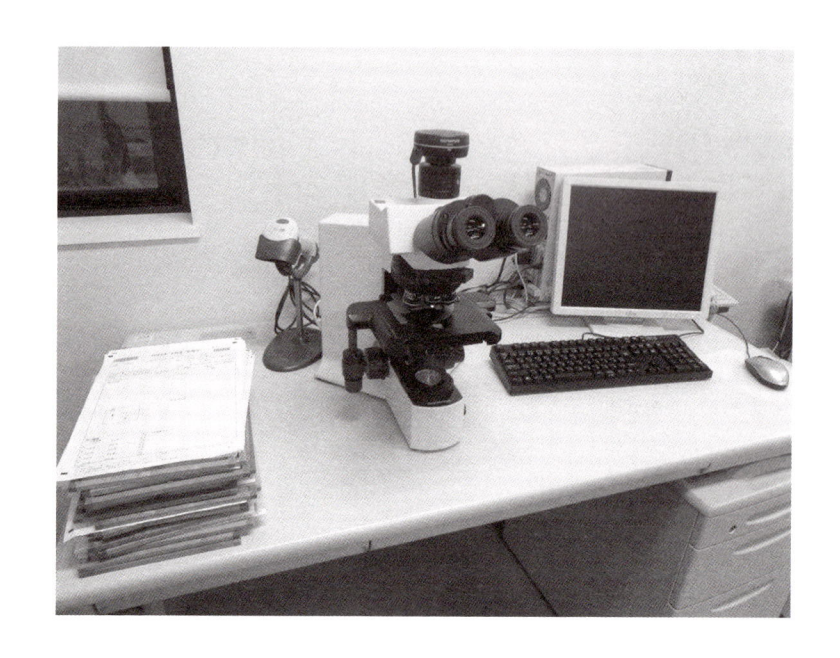

図1

実際の組織診断業務を行う病理医のデスクの一例。左側に本日診断することになっている標本、中央に顕微鏡、右側には病理部門システムの端末がある。この例では、報告書作成部分はデジタル化されている。

2. 依頼伝票からの臨床情報の取得

依頼伝票は手書き、付図は手書きのスケッチの時代が長く続いた。手書き文字は読みにくいことも多く、カーボンコピー紙を使った手書き依頼伝票やスケッチは写りが薄いことも多かった。必要に応じて依頼医へ電話で確認した。

3. 病理診断歴の確認

デジタル技術が導入されるまでは受け付け順に記載した病理受付台帳があるのみで、診断歴の確認は非常に困難だった。アーサー・ヘイリーの「最後の診断」で、病理医が「クロスリファレンス」の重要性を説く場面があったが、今から思えばこれがそうだったらしい。臨床医が依頼伝票に以前の病理番号を記載してくれた場合のみ、確認できた。

4. 切り出し図とガラススライドを比較参照し、各スライドの位置関係とその意味を把握

複雑な術式で切除された臓器検体では、一症例の検体から数十枚から百枚を超えるスライドを作製することがある。切り出し時にはそれぞれ、切除断端や主病変部、転移疑い部、病変の拡がりの確認、背景となる非病変部の状態など、それぞれ意味を持って切り出されており、それを理解して標本を観察する必要がある。

5. 顕微鏡観察

病理標本は、立体的な臓器から薄切された数ミクロンの厚さの組織であり、全体のごく一部をサンプリングして見ていることを頭に置き、病変全体の把握に努める。必要に応じて連続切片やパラフィン包埋ブロックを深切りすることで、初めの切片と並行する別の薄切面を作製し、頭の中で立体的に再構築して全体像の把握に努める。

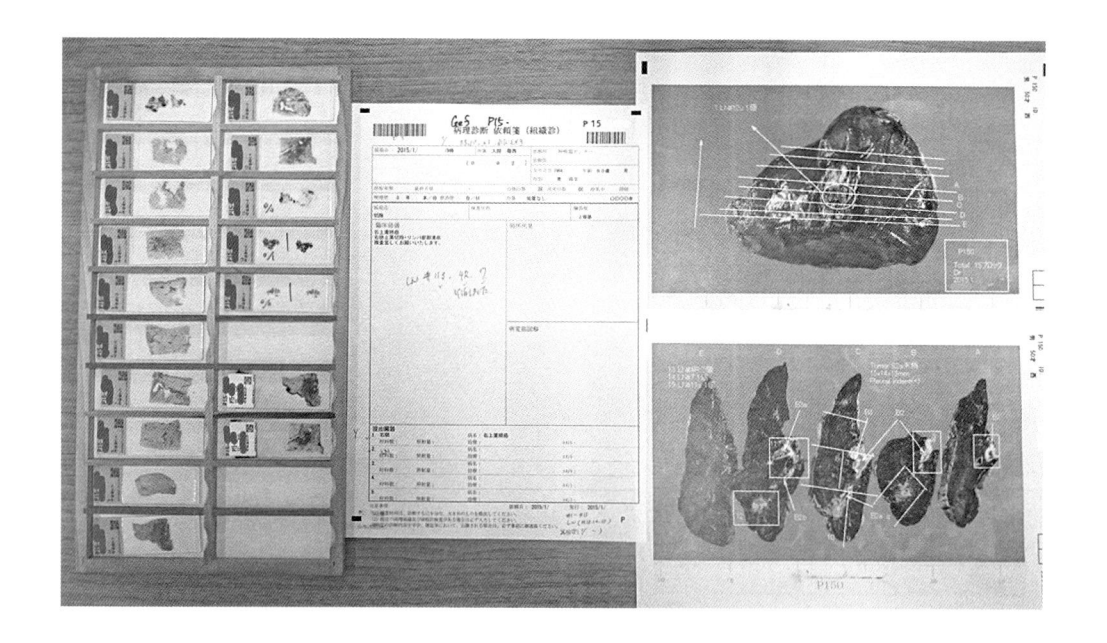

図2

左から病理標本のスライドガラスを載せたトレイと、病理診断依頼伝票、切り出し図。依頼伝票から臨床情報、切り出し図から各スライドがどこに相当するかを確認後、組織標本を観察し診断する。本例では1例の肺からHE標本15枚と、特殊染色標本が2枚、計17枚の所見を統合し、診断書を作成する。

6. 過去標本の参照

　最近では過去に複数の癌の切除を受けている症例も増えてきている。この場合、過去の標本を参照することは、新たな癌なのか過去のどの癌の再発・転移なのかを判断する上で不可欠になる。過去の病理標本は別室に保存してあることが多く、古いものは別棟の倉庫や、遠い標本保管場所に置いてある場合が多い。参照にはこれら標本保管庫に出向き、過去標本を取り出して参照するが、古い標本では色が褪せたり、封入剤が乾燥していたり、スライドラベルがはがれてしまっていることが多い。

7. 特殊染色の依頼

　組織標本は原則としてHE染色で提出されるが、それだけでは診断がつかないこともあ

る。その場合は特殊染色を依頼することになる。口頭で技師に伝えるか、特殊染色依頼伝票を用意してそれに記入し、技師に依頼していた。

8. 切り出し図への記入

大きな切除材料では、必要に応じて標本作製時の切り出し図に、顕微鏡で見た病変の位置や状態を記入して依頼医に報告する。切り出し図に直接書き込んで提出していた。

9. ダブルチェック・コンサルテーション

病理診断研修中では指導医のダブルチェックを受ける。最近では精度管理の目的で、病理専門医二人以上のサインが求められることも多いが、日本の病理医の半分以上を占める一人病理医は、ダブルチェックの出来る環境にはない。また診断困難例では、その領域の専門医にコンサルテーションを行う。資料一式と標本を郵送して依頼し、報告は後日手紙で郵送される方式が主体である。

10. 最終診断書の作製とサインアウト、臨床医への提出

以上の段階を経て得られた最終診断を診断書として作成する。精度管理のために「癌取扱い規約」が各臓器別にあり、これに準拠して記述することが求められている。手書きの報告書の場合はカーボンコピー等で複数報告書を作製し、手書きでサインして報告書とする。原本を控えとして保管し、コピーを臨床医に返す。報告書が臨床医に届くのに半日程度かかることが多い。

（森 一郎）

5.8 細胞診断業務の流れ

1. 細胞診と組織診断の違い

　組織診断が身体から採取された塊状のものを $4\,\mu$ 厚の薄片にスライスして観察するのに対し、身体から採取された観察対象中の細胞をほぼそのままの形状を保ったままガラススライドに載せて観察するのが細胞診である。その観察対象は自然に剥離したものであったり（喀痰、尿、体腔液）、病変部を木片、ブラシなどを使って擦過したものであったり（子宮頸部、気管支）、病変部を細い注射針を使って穿刺吸引したもの（乳腺などの体表臓器、膵臓などの深部臓器）などである。このため、患者からの検体採取に当たっての侵襲が少なく、細胞収集範囲を網打ちするように広く設定できることから、古くからがんのスクリーニングに広く利用され、さらに特定の臓器では組織診断と同等の価値を持つ確定診断としても使われるようにもなってきている。

2. 細胞診の担い手

　米国の Papanicolaou 博士らの成功を受けて、我が国でも婦人科医がこれに取り組み、細胞診の実地応用が始まった。間もなくスクリーニングを担当する人材をつくるため細胞検査士の養成が始まり、さらに病理医、呼吸器内科医などが加わり、現在では 3,000 人の細胞診専門医、7,000 人の細胞検査士よりなる日本臨床細胞学会の会員がその中心的な担い手として活躍している。細胞標本作製とその第一段階の鏡検(いわゆるスクリーニング)は細胞検査士が行い、有所見例は細胞診専門医が最終診断を行うとされている。そのため、細胞診は細胞検査士と細胞診専門医が同じ場所に存在して完了するものと考えられている。しかし、現実には細胞検体の発生するすべての医療施設に細胞診専門医が雇用・配置されているわけでなく、ある施設ではスクリーニングまでを当該施設で行い、有所見標本を他施設の専門医に送って確定してもらうという態勢をとったり、ある施設では細胞検体を他の検査施設（多くは民間の衛生検査所）に送って検査を完了するという運用を行っている。

3. 現行細胞診の問題点

　上記のような運用が行われているが、細胞診にはいくつかの問題点が指摘されてきた。その中でも最も大きなものは診断精度の問題である。細胞診は長い歴史をもち、信頼性の高い顕微鏡診断ではあるが、組織診断と同じくその判断が診断者の主観、経験に左右される可能性もあるとされる。加えて、細胞診では判断の基準となる背景の構築を欠くことがほとんどであるため顕微鏡所見の解釈が不安定となりやすく、組織診断よりも診断精度がやや低いという評価が一般的である。

　そのため、組織診断と同様、一つには診断困難症例には形態学的所見の他に客観的指標を活用することが推奨され、今日では免疫細胞化学的染色や遺伝子学的検索がそのツールとして有望視されている。しかし、細胞診は組織診断と比べて、多くの場合作製されるガラス標本の枚数がすくなく、1〜2枚と限られており、このような検索を気軽に行えないことがしばしばある。なによりも、これに要するコストは現行の細胞診の検査費用を大きく超過し、実現可能な方策とは思えない。二つ目は、はるか以前より上級の診断者の知見、経験を活用し、診断に生かそうというコンサルテーションの素朴な発想が存在し、日常的に実践されてきた。細胞検査士が拾い上げた細胞を同一施設内の細胞診専門医が最終診断するという仕組みはその事例とも考えられる。だが、このような運用をしていても良悪性の判断に迷ったり、あるいは悪性腫瘍細胞を認めてもその組織（細胞）型や細胞の性格の確定が困難なことが少なからずあり、より熟練した施設外の専門家の意見を訊きたいという要望は広く存在するものと思われる。さらに、コンサルテーションと並んで推奨されるものに外部精度管理や各種の教育・研修会の実施がある。このためには診断難易度を吟味した標本の回覧鏡検が最も効果的と考えられるが、前述のように作製される標本の枚数に制限があることから、例えば、施設を超えた細胞標本の回覧には極めて長時間を要すること、研修会には多くの顕微鏡を揃えた会場の確保が必要とされるなどの大きな困難を伴っている。

4. デジタルパソロジーの役割

　デジタル技術進歩の一つの帰結として光学機器メーカーの顕微鏡用デジタルカメラの市場投入は必然であったかもしれないが、我々顕微鏡診断者にとっては一大事件であった。一昔前はアナログフィルムを現像所に持ち込んでにその出来ばえを確認してからプリントし、それを遠隔地に送っていたのが、顕微鏡観察している場所ですぐさま顕微鏡画像が確認できて、必要とあらばインターネットを使って世界の隅々まで瞬時に送り届けられるよ

うになったのである。「デジタル顕微鏡画像の共有」は組織診断、細胞診のあらゆる問題を直ちに解決してくれるように思われた。術中迅速組織診断、細胞診専門医不在施設の細胞診断、施設内の画像データベース、コンサルテーション、外部精度管理などなど。そして、21 世紀にはいって間もなく、ガラス標本を丸ごとデジタル化してしまう WSI システムが提案され、細胞診もこのツールの恩恵に預かるのではとの期待が膨らんだ。

(山城 勝重)

5.9 術中迅速診断業務の流れ

1. はじめに

　術中迅速診断は手術中に提出された検体に対して迅速に病理診断を行うことにより、手術方針の決定に関与する非常に重要な検査である。迅速性を求められる検査であることから、標本作製から診断を終了するまで通常は数十分の単位で行われ、標本作成に対する高度の技術が求められる。また迅速診断結果に基づき、術式の決定、追加切除の有無や手術の継続・中断などの方向性がその場で決定づけられるため、短時間での的確な判断が求められる。これらは通常の病理標本より質の悪い凍結標本で診断しなくてはいけないことから、高度な診断技術も求められる検査である。

2. 検体の提出から標本の作成まで

(1) 術中迅速診断の受付

　予定手術の場合は事前に申し込みをしてもらうことで、病理側での準備をしておくことが可能となる。その際、提出される検体の種類や提出予定時間、感染症の有無などの情報が必要とされる。術前に予測出来なかったことが術中に判明し、飛び込みで迅速診断の依頼がくることも少なくない。

(2) 検体の提出と検体処理

　術中迅速診断に提出される検体は、手術中に病変部やその周辺部などから採取された未固定の検体である。病理には看護助手や医師が直接持参する場合や、エアーシューターなどの輸送機器を用いて、手術室より直接運搬される場合がある。生の状態の未固定の検体であるため、検体処理を行う際には感染の危険性のあることを常に意識しなくてはいけない。特に血液感染（肝炎ウイルスなど）や飛沫感染（結核など）の危険のある検体に対しては、検体の運搬や検体処理は慎重に扱う必要がある。凍結標本の作成前、検体は適切な大きさと方向に整形する（切り出し）。必要に応じて捺印や圧挫細胞診標本の作成も行う。

　術中迅速標本作成は病理検査技師により行われるが、通常の病理組織標本であるホルマリン固定パラフィン包埋（FFPE）標本とは異なる未固定凍結標本であり、しかも短時間に標本を作成せねばならないことから、標本作製には高度な技術が必要となる。未固定凍結標本もFFPE標本同様に包埋・薄切・染色・封入の行程で行われる。FFPE標本は組織中の水分をアルコール、キシロールで置換した後、さらにパラフィン（蝋と同様のもの）で置換することにより硬度をもたせ薄い切片を作成するが（薄切）、未固定凍結標本は組織中の水分を凍結させて硬度をつけることで薄切を行う。皿状のカセットや皿状に整形したアルミホイルなどに、切り出しした組織片と水溶性の包埋剤を入れ、およそ－80℃に冷却したアセトンや液体窒素などに浸して急速凍結させてブロックを作成する（包埋）。薄切は凍結標本作成用機器のクリオスタット cryostat を用い、庫内を－20～25℃に保持した状態で厚さ5～8μの薄切切片を作成する。薄切した切片はスライドガラスやカバーガラスに載せ、ホルマリンまたはホルマリン・アルコールにて数分固定を行った後、Hematoxylin-Eosin（HE）染色を行う。HE染色はFFPE標本ではおよそ30分かかるが、凍結標本は全行程6～7分の迅速染色法で行われる。染色後は切片が乾燥・挫滅しないようカバーガラスをかぶせて（封入）病理医に提出される。検体の提出から病理標本の作成までに要する時間は10～15分程度である。

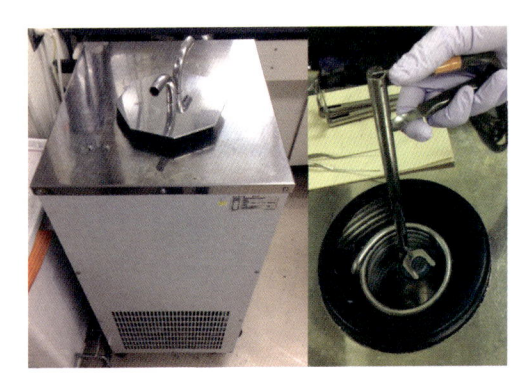 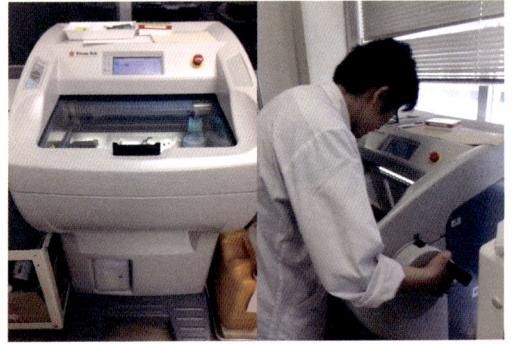

図1　冷却装置による凍結ブロックの作成　　図2　クリオスタットを使用して薄切を行う

3. 病理医による術中迅速診断

（1）未固定凍結標本による病理診断
　迅速性を求められる術中迅速診断は、10分程度で作成される未固定凍結標本で行われ

るが、通常の FFPE 標本とは異なり形態保持が悪く、診断に苦慮する場合も多い。数分〜十数分程度で診断を下さねばならず、しかもその後の手術方針の決定に大きな影響を与えることから、術中迅速診断には経験と高度な技術が必要とされる。病理医は手術室に電話し、術者に口頭にて診断結果を伝え、その後病理診断報告書を作成する。

(2) 術中迅速診断に求められる内容

術中迅速診断に求められる内容には大きく、良悪性や組織型の判定、断端、転移の有無があげられる。良悪性・組織型は脳腫瘍など術前生検にて確定することが難しい場合や術前に確定がし得なかった場合、手術中に予期せぬ病変が確認された場合などがあり、診断により手術方針が大きく変わることもある。断端診断は切除縁の腫瘍の有無を判定するもので、断端陽性の場合は追加切除が必要となる。転移はリンパ節や肝臓、腹膜などへの転移の有無を調べるもので、切除範囲の拡大や手術不能などの判断材料となる。

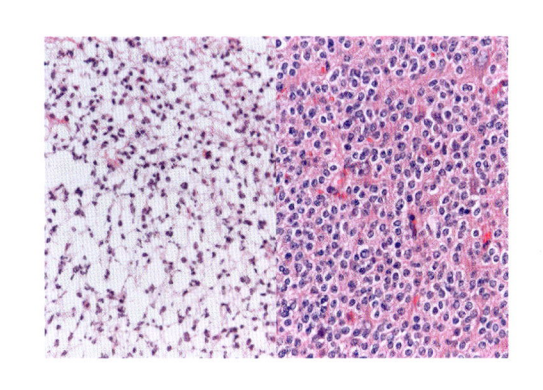

図3　乏突起膠腫の凍結標本（左）と FFPE 標本（右）凍結標本では形態保持が悪く、診断が難しい

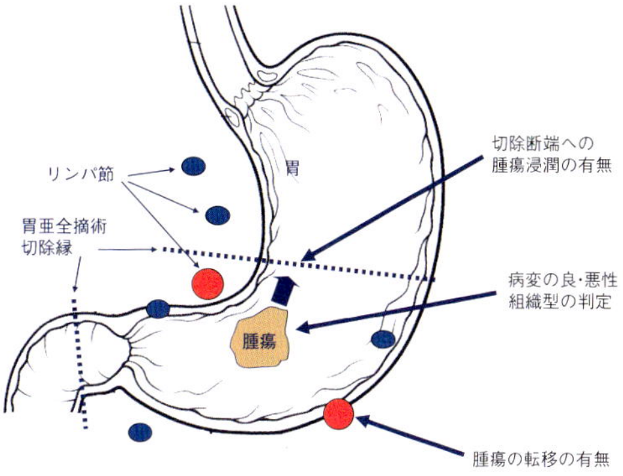

図4　術中迅速診断に求められる内容（例：胃癌の胃亜全摘術）

4. まとめ

術中迅速診断は、手術方針を大きく左右する非常に重要なものであり、標本作成から診断まで数十分といった短時間で迅速かつ的確な診断が要求される。そのため高度な標本作製技術と診断技術が必要とされる検査である。さらに未固定検体を扱うことから感染の危険性があることを常に念頭におき最新の注意を払うことも必要となる。

（渡辺 みか）

5.10 病理解剖（剖検）の流れ

1. 病理解剖の目的と法律

　人体解剖は古くから行われていたが、病死体の解剖、すなわち病理解剖（剖検）を系統的に行うようになったのは19世紀以降で、病気の原因追及の手段と位置づけられ、医学研究に欠かせないものと考えられていた。医学研究の発展に伴い研究手段としての病理解剖の意義はしだいに低下していった。

　一方、米国では医療施設の質を評価するのに剖検率（施設における病理解剖数／死亡数）が有用な指標と見なされるようになり、1950年の剖検率は50%程度であった[b]。本邦にも戦後この考え方が導入され、1960年代には内科学会の教育研修指定病院の要件として剖検率は50%以上が望ましい、とされていた。

　病理解剖の意義として重要なのは診断や治療の適切性の検証（いわゆる精度管理）である。また、平成16年に初期医学研修が必修化されたが、研修医には2年間の研修中に最低1編のCPCレポートの作成が義務づけられている。CPCはclinico-pathological conferenceの略で、臨床医が臨床経過や臨床上の問題点を提示し、その後に病理医が病理解剖結果を示し、臨床上の問題点に答えるカンファレンスである。研修医はこの内容をCPCレポートとしてまとめる。すなわち、研修医は2年間の研修中に少なくとも1体の病理解剖に関わる必要がある。最近の動向では病理解剖は減少傾向にあり、上述の内科学会教育研修指定病院の要件も剖検率ではなく、年間剖検数10体以上、となっている。病理専門医を取得する際にも、死体解剖資格（20体以上の解剖を行い、厚労省に申請して取得）と30体以上の解剖経験が必須要件である。

　法律との関係では、病理解剖は死体解剖保存法に則して行われる。ここには解剖を行える者の資格や遺族の承諾書について定められている。なお、医師法21条には「医師は、死体又は妊娠4カ月以上の死産児を検案して異状があると認めた時は、24時間以内に所轄警察署に届け出なければならない。」と規定されており、このような場合は病理解剖に先立ち届け出が必要である。ただし、「異状」の定義が示されておらず、現場では混乱を生じている。

2. 病理解剖の流れ

実際の病理解剖までの手順を以下に示す。

入院患者が死亡された場合、まず担当医が遺族に解剖の承諾を求める。承諾は事実上必須である。承諾がえられれば病理医に連絡し、解剖開始時間が決まる。救急外来などでの来院時死亡例では医師法21条による異状死の届け出を行い、警察官による検視を受けることがある。検視で問題がなければ病理解剖となる。

解剖室では担当医から病理医に対し、簡単な臨床経過と「臨床上の問題点」が示される。「臨床上の問題点」とは、剖検で明らかにしたいことであり、例えば直接死因、がんの転移状況、合併症の有無、などである。終末期には充分な検査が行えないことも多く、これらを剖検で明らかにする必要性は高い。剖検終了時点で病理医は肉眼診断を担当医に伝え、担当医はそれを遺族に説明する。担当医は解剖後速やかに臨床情報を病理医に提出する。病理医は、剖検後2～3週後に「切り出し」を行う。これは、ホルマリン固定された臓器を肉眼観察し、顕微鏡標本を作製するためにスライドガラスに載るサイズに臓器（病変）をトリミングすることである。肉眼写真の撮影もこの時に行われる。切り出した臓器（病変）の顕微鏡標本ができあがれば、病理医は顕微鏡観察し、臨床経過を参照しつつ、「病理解剖報告書」を作成する。ここには臨床上の問題点に対する回答や考察も記載される。また、「病理解剖報告書」に先立ち、担当医と病理医が一同に会し、カンファレンスを行うことも多い（剖検会、CPC、あるいは剖検カンファレンス）。病理解剖結果は担当医を介して遺族に伝えられることが多いが、最近では病理医が直接遺族に伝える施設もある。

表　病理解剖の流れ

1. 遺族の承諾取得	
2. AI撮影（オプション）	
3. 病理医に連絡	
4. 病理解剖	a）臨床経過と臨床上の問題点の提示
	b）解剖、写真撮影
5. 切り出し、写真撮影	
6. 顕微鏡標本の観察	
7. 検討会、CPC	
8. 最終報告書作成	

3. 剖検輯報

　日本病理学会では 1958 年から「日本病理剖検輯報（しゅうほう）」を発刊している。これは我が国における病理解剖の年次登録データベースであり、全国の病理学会認定施設および登録施設で行われた病理解剖最終診断を収載したものである。1 例につき 2 行（100 字程度）の記述と短いが、本邦で行われた病理解剖をほぼ全例網羅している（平成 24 年版は 12,354 体。最盛期は 4 万体以上)。蓄積されたデータは 100 万症例以上とされている[2]。従来は紙媒体としての発刊のみであったが、最近では PDF 版も添付されている。各施設からはデーターベースソフトを用いてコード化したデータとテキストデータが提出される。剖検輯報には表示されてないコード化したデータが蓄積されていることになる。データ内容は、施設名、年齢、性別、居住地、主病理診断、副病変、治療内容である。悪性腫瘍は必ず主病理診断とされ、原発部位と組織型、浸潤・転移臓器が ICD-10 に準拠してコード化されている。すなわち、病理解剖の「ビッグデータ」が存在することになる。蓄積されたデータの一部は病理学会のホームページに公開されており、データの利用も可能である[3]。

　なお、2016 年(すなわち 2015 年の病理解剖症例)からは剖検輯報はオンライン化された。登録内容は従来と同様であるが、データベースとして NCD（national clinical database）が利用されている。NCD は日本の各医療施設で施行されている手術症例を登録するために作られたデータベースである。2011 年から一般外科医が行っている手術が登録されており、カバー率は 95 ％以上とされている。日本外科学会、日本脳神経外科学会、日本病理学会が参加しており、これらの学会の専門医を取得・更新するためには登録が必須である。剖検例と手術症例とのリンクは行われてないが、剖検情報のデータベース化は大きく推進された。

4. オートプシーイメージング

　病理解剖そのものはデジタル化できないが、AI（autopsy imaging、死後画像撮影）が最近盛んに行われるようになった。画像撮影とされているが、実際には MRI ではなく、CT 撮影が大半である。死後撮影は基本的に非造影であり、また、生前画像と比べてもいくつかの相違点があるとされており、読影には注意を要する。病理解剖に先立って AI を施行する場合も、AI だけで病理解剖を施行しない場合もあるようである。

5. 病理システムとの連携

　通常の病理診断には病理システムが普及しており、病理解剖も同じシステムで処理されることが多いが、それゆえいくつかの問題点がある。生検や手術標本の病理診断と剖検は業務フローが全く異なっているのに、同一に扱うことに起因すると思われる。著者の勤務する施設でも、病理解剖のオーダーは電子化されておらず、解剖結果（最終病理診断）が病理システムに登録されているのみである。CPC の管理なども対応してない。

（白石　泰三）

文　献

1) 難波紘二. 病理解剖の歴史. 病理解剖マニュアル. 病理と臨床（臨増）2012；30：308-306

2) 根本則道, 楠美嘉晃, 水谷剛・その他. 剖検輯報データベース. 病理解剖マニュアル. 病理と臨床（臨増）2012；30：328-334

3) 日本病理学会. 病理剖検輯報とデータベース.（2017 年 7 月 20 日引用）. http://pathology.or.jp/kankoubutu/autopsy-index.html

6 デジタルパソロジーの応用

6.1 医学教育への応用

1. はじめに

　医学教育のなかで、病理学は学生にとっては、最も嫌われてきた教科の一つではないかと思われる。その理由は多々あるかと思われるが、一つには、顕微鏡による観察という作業が最近の学生になじみが乏しいことに起因しているように感じられる。実際、顕微鏡に接することが医学生といえども、現在の初等・中等教育のなかでは機会が少なく、加えて、医学部で利用している顕微鏡の接眼レンズは疲れにくい双眼レンズを用いているが、両眼視ができない学生が、毎年2から5％ほど存在する。加えて、病理学が嫌われる最も大きな理由は、病理学履修が単に組織診断のみならず広範な医学領域をカバーしていることでの学習困難と感じていることにある。

　デジタルパソロジー、特にWSIシステムの病理学実習への応用は、既に多くの大学で利用されているかと思われるが[1,2]、当大学での経験と学生の反応をまとめるとともに、病理医育成教育に関しても論じたい。

2. 病理学の授業の現状

　本邦の多くの医学部での病理学は基礎医学として位置づけられ、人体の正常構造の習得後に、医学生の低学年で教えられている。90年代後半からの医学教育の改革（コアカリキュラム）のなかにおいても、依然として医学一般「原因と病態」が病理学総論として、比較的早期に教えられており、従前の病理学各論は、臨床講座とともに、提供されている臓器別の授業の中で実施されている大学が多いと思われ、その病理組織診断に関することは必ずしも病理学講座の教員がしているとは限らない。そのため、病理学講義での病理実習は臨床の現場での病理診断としては乖離があるように学生は感じている。当大学での病理学系の講義と実習は、多くの大学で実施されている医学教育改革から、やや取り残される形で、従来のごとく総論と各論および顕微鏡観察実習を実施しているが、2007年度からは以下のような臨床実習（ポリクリ）も担当したカリキュラムを実施している。

3.3 年次病理学実習での状況とアンケート結果

　前述のように WSI システムを利用した授業と実習は、2 年次の各臓器疾患に対する病理学実習と 4 年次における剖検症例のグループ学習である病理総合学習および5-6 年次におけるクリニカルクラーク型臨床実習である（**表1**）。本稿では、2009 年度に初めて WSI を導入した 3 年次の各臓器疾患（**表1**にあるように、現在は 2 年次）に対する病理学実習において、コンピュータ室の関係から、顕微鏡との併用実習をした経験での学生へのアンケート結果を提示する。

　利用している WSI 画像は、オリンパス社とアペリオ社（現、ライカ社）の WSI スキャナの併用で、講座内に画像サーバーをおき、当大学の総合情報センターを介した e-learning ソフト（WebClass ; 日本データパシフィック）でのアクセス権で制限を掛けてい

表1　琉球大学医学部医学科の病理学系講義・実習カリキュラム（平成 29 年度）

学年	内容	講義時間	WSI システムの利用
1 年次	医学概論（病理学と病理医とは）	2	
2 年次	病理学総論・各論・実習	240 ＋	
3 年次	医科学研究	3 カ月	
4 年次	病理総合学習（剖検症例）	40	＋
4-5 年次	臨床実習（学年全員）	1 週間	
5-6 年次	クリニカルクラーク型臨床実習（選択型、7 クール）	4 週間連続	＋

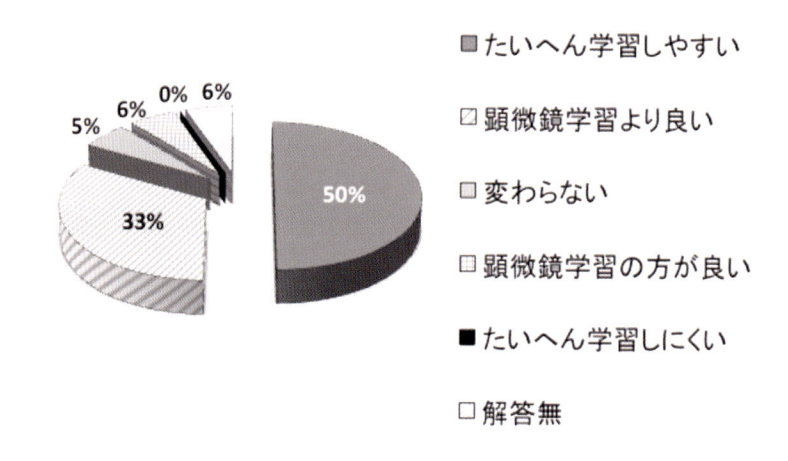

図1　WSI 画像・顕微鏡併用学習者の WSI システム利用に対する感想

る。そのため、自宅学習も可能である。

　提示する参加学生の内訳は、WSI 画像単独学習者 36 名、顕微鏡単独学習者 31 名、両者併用 34 名で、奇しくも、ほぼ等しく分散してくれた。**図1** は併用学習者の WSI システムに対する意見をまとめたものであり、好意的な意見の方が圧倒的に多かった。**表2** には全体的な長・短所に関する個別意見を列挙した。

　WSI システム学習者のうち、自宅からのアクセス回数は、5 回までが 26 名、20 回までが 33 名、それ以上が 6 名いた。

　WSI システムの病理学教育への応用で最も効果的と感じられるのは、自宅での個人学習とともに、グループ学習としての利用であり、多ければ 5 名程度を同時に同一画面で、顕微鏡のごとく、低倍率から高倍率での画像を連続的に変更しながら、マンツーマンに類似した形で説明が実施できることにあると考えている。

　操作性の不満は PC の性能に依存していることもあるが、将来、改善できるものと思われる。このため、WSI 画像を利用したゲーム感覚の教育システムの開発が待たれる。

　最近では、スマホの普及にあわせて、PC の操作が苦手な学生も出現するが、iPad を含めたタブレットを利用する学生が増えてきており、いちいち、PC が設置してある情報室に行かないで、従来の顕微鏡を設置する実習室で両方での観察をする学生が増えてきている。

　ちなみに WSI システム導入当初において、VS を利用した学生の成績は顕微鏡単独のものより良好であった。

表2　WSI システムに対する種々の意見

	長所	短所
操作性	●操作が簡易（視野移動）である。 ●ピントあわせがいらず、効率がよい。 ●顕微鏡より画質が良かった。 ●大画面できれいな画像をみることができる。 ●視力が悪い人にもみやすい。 ●両視眼が出来ない人にはよい。 ●快適に実習ができる（顕微鏡酔いがない）。 ●広範囲で観察できる。 ●顕微鏡より病変が探しやすい。	●操作が難しい。 ●サイズ、視野が顕微鏡は変更しやすい。 ●アクセスが遅いときがある。 ●表示に時間がかかる。 ●パソコン次第で遅くなる。 ●拡大するときのスムーズさがない。
教育面	●みんなと共有して観察できる。 ● WSI 画像の方が教員の説明を受けやすい。 ●他の人と情報を共有しやすい。 ●モニター上で組織像を観察できるので教官からの細かな説明が理解しやすい。 ●自宅でもできる。 ●予習、復習しやすい（スケッチのみだけでは試験に対応できない）。 ●標本を同時に見比べられる。	●顕微鏡と見え方が異なる。 ●顕微鏡の方が時間を要し、記憶に残りやすい。 ●将来顕微鏡操作ができない人が出そう。 ●顕微鏡の方が立体的に感じられた。 ●顕微鏡の方が手間がかかるが、覚えやすい。 ●顕微鏡は生の標本という感じがする。

4. 今後の提言として

　従前の病理学教育では、病気としての最終診断とされる病理形態学的な変化の特徴が述べられており、正常の組織学実習で充分に理解できていない学生には、顕微鏡観察においては、事前に代表的な低倍ないし高倍画像の写真での説明がなされるものの、学生個々の観察過程で、勝手に解釈した組織像をスケッチし、授業時間の制約のなかで、教科書に合わせるような注釈を加えレポート提出することが多々あった。そのため、教科書の丸写しをしているがために、注釈の言葉は正しいが、その特徴とした細胞・組織像がスケッチされているとは限らなかった。決してスケッチの重要性を否定するものではないが、現在の病理学教育に携わる教員のマンパワーを考えると、決して顕微鏡観察の実習のみではその組織像の習得は困難である。加えて、世の中の研究は、80年代以降、分子生物学の台頭により、研究面でも、従来の病理形態学への興味と重要性は低下し、卒後、病理学講座で研究する人材も減少し、結果として病理医になる人材の確保が困難となる悪循環に陥ってきた。現在、病理医育成の重要性が叫ばれており、日本病理学会においても、病理医リクルート委員会が設置され重要課題となっている。

　医学教育のなかでの病理学教育を考えると、単にWSIシステムの利用ということだけでなく、低学年時での病理学でなく、ポリクリとしての臨床実習での病理学教育は必須と考えられ、顕微鏡での実地実習とともに、その折の自学学習にWSI画像は臨床講義が終了した学生達には好評である。本稿では提示していないが、臨床実習学生のアンケートでの病理医を将来進路として考慮するという学生の割合は毎年、平均30から40パーセントと意外なほど高い傾向を示していた（第99回日本病理学会コンパニオンミーティング発表）。そのため、初期研修医時代での病理部との関わり次第と思われる。そのため、当大学での初期研修には病理部での1から2カ月間の選択が認められており、毎年、3から5名程度が参加してくれており、この5年間での後期研修医、現在の病理専攻医は増加傾向にある。

　また、現在、大学外の関連・連携病院先での難解症例を、ICTによる遠隔病理診断支援体制を構築しており、研修医には概ね好評であり、こうした病理医育成としての教育にもWSIシステムは有用であることを付記しておきたい。

　剖検症例や研究会等での症例報告における臨床医への提示は、WSIシステムの教育活用として効果的であることは、多くの活用例に記載されているので、詳細は省略する。

（吉見 直己）

《文献》
1) 小賀厚徳, 佐々木功典. バーチャルスライドシステムの使用経験. 病理と臨床 2005；23：1256.
2) 佐々木功典・他. web site 上での virtual slide. 病理と臨床 2006；24：379-386.

6.2 遠隔術中迅速病理診断への応用

1. はじめに

　遠隔病理診断（テレパソロジー telepathology）は、遠隔地から伝送された画像をディスプレイ上で観察しながら病理診断を行うものであるが、中でも術中迅速病理診断は、即時性と高い診断技術を要し、常勤の病理専門医が不在の病院では実施が困難とされており、遠隔病理診断が最も威力を発揮する領域である。テレパソロジーを用いた遠隔術中迅速病理診断は2000年に保険診療として認可され、依頼側施設で術中迅速病理診断料を保険請求が可能となっており、その有用性は広く認められている。

2. 遠隔術中迅速病理診断の概要

(1) 全体のシステム構成

　遠隔病理診断は、画像を取り込み送信する側の依頼側施設と、送られてきた画像をディスプレイ上で観察する受信側施設とで構成され、両施設間は通信網により接続される。初期にはISDNや電話回線などが用いられていたが、近年は回線容量の大きい光ファイバーで接続され、伝送スピードが格段に増加した。術中迅速診断は医療行為であるため、個人情報保護の観点から専用回線やVirtual Private Network（VPN）を用いる必要がある。インターネット回線を用いる場合には、個人情報は病理画像と完全に切り離して、FAXなど別な手段を用いて伝送することが必須である。画像伝送システムは、以前は静止画伝送システムが主流であったが、近年ではWSIを利用したシステムが主流となっている。

(2) 依頼側施設

　依頼側施設は術中迅速診断の対象となる手術が行われている施設であり、中小規模の地方の病院であることが多い。通常は常勤病理専門医が不在の病院であるが、送信側施設で迅速病理標本を作成しなくてはいけないことから、凍結標本を作成するための冷却装置、クリオスタット、HE染色ラインなどの準備が必要であり、さらに凍結標本作成のトレーニングを受けた病理検査技師が在住していることが必要となる。術中に提出された検体に

ついては、直接病理医が肉眼的な観察、標本とすべき部位や方向性の確認と指示をだすことができず、サンプリングエラーに繋がる危険性があることから、通常は術者（臨床医）の責任のもとで指定される。検査技師は凍結標本を作成後、画像の取り込みを行い、受信側施設の病理医に診断の依頼を行う。

(3) 受信側施設

受信側施設は病理専門医が常駐している中核病院であることが多い。受信側施設の病理医は、依頼側施設にて取り込まれた画像を観察し病理診断を行う。全体の流れは通常の術中迅速病理診断と同様で、依頼側施設の手術室に電話をして術者に診断結果を口頭で伝え、その後病理診断報告書を作成し送信側施設に送る。

3. 遠隔術中病理診断に用いられるシステム

(1) 静止画伝送システム

以前の遠隔術中病理診断の主流で、観察する視野と倍率を選択して顕微鏡デジタルカメラでJPEG画像を撮影し、撮影した静止画像一枚一枚を受信側端末に伝送するものである。観察画像そのものが保存されていることから、診断根拠が得やすいという利点がある。送信側施設の自動化顕微鏡を受信側より遠隔で制御するが、顕微鏡ステージの移動、レンズの変更、画像の撮影と画像伝送に時間がかかることから、光ファイバー下でも一枚の画像が伝送されるまで7〜8秒程度を要し、診断に際して精神的なストレスが大きい。また画像の伝送スピードをあげるためには圧縮率を上げて画質を落とさねばならないというデメリットがある。

(2) 動画伝送システム

テレビ画像伝送の技術をテレパソロジーに応用し、顕微鏡画像をリアルタイム動画で伝送するシステムである。倍率やピントなどの遠隔操作が行えるため、手元で顕微鏡を操作しているのと同様な感覚で遠隔診断できるメリットがある。

(3) WSI による遠隔病理診断システム

WSI スキャナで作成された WSI 画像は、顕微鏡下と同様に視野の移動や倍率を自由に変えられることから、遠隔病理診断に対する有用性が高く、現在の遠隔病理診断の主流となっている。送信側施設には WSI スキャナを設置し、病理標本の WSI 画像を取り込む。WSI 画像は容量が数百 MB から数 GB と非常に大きく、画像そのものを伝送することは現実的ではない。観察側施設から回線を介して送信側端末に保存されている WSI サー

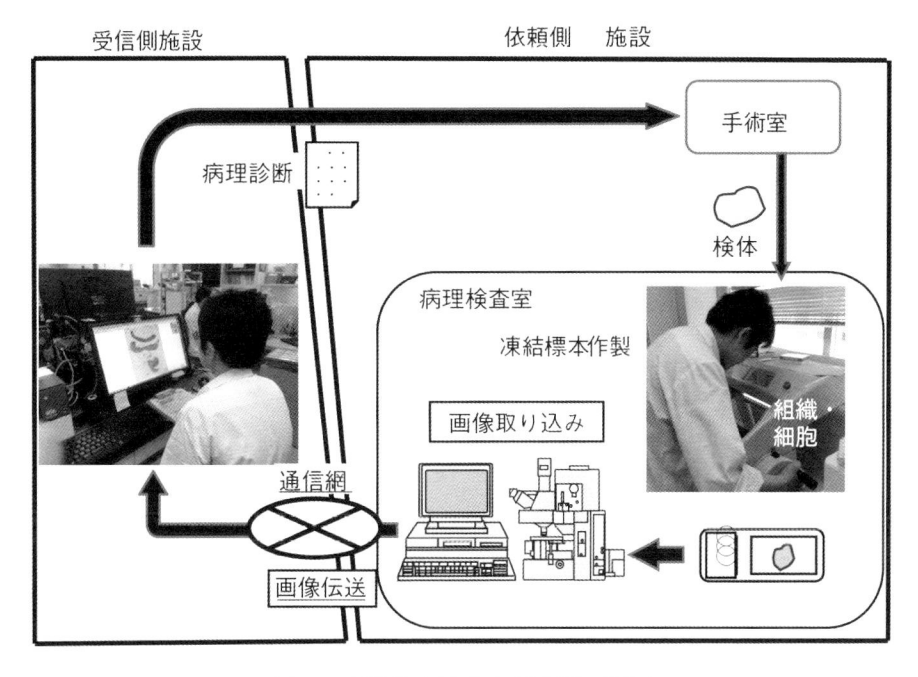

図1　遠隔術中迅速病理診断の概要

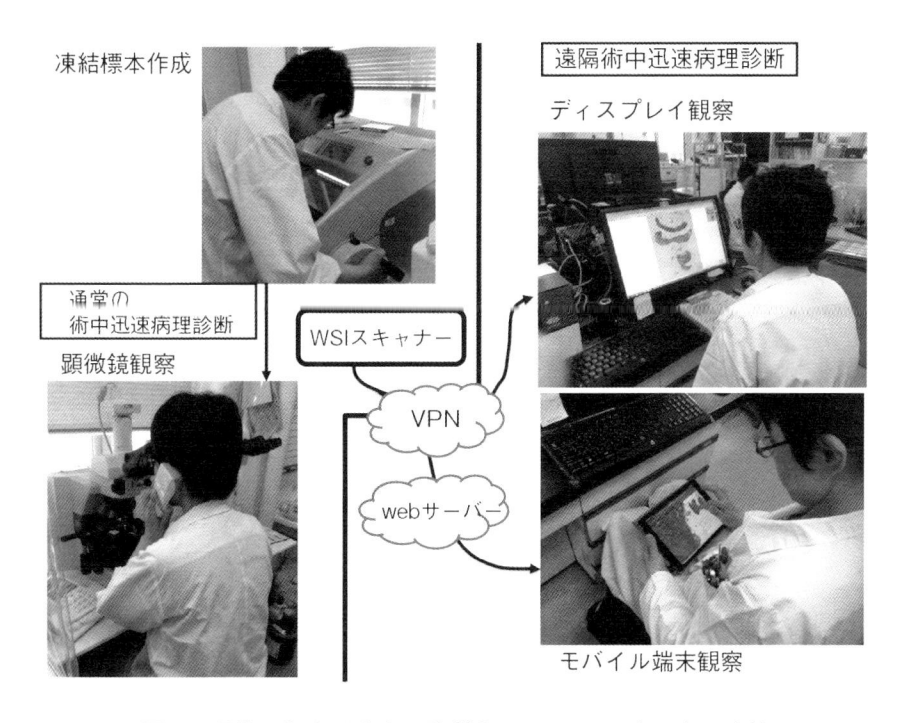

図2　通常の術中迅速病理診断とWSIによる遠隔病理診断

バにアクセスし、viewer を起動して画像の観察を行う。有線環境下での診断はもとより、WSI 画像を web サーバにアップロードし、無線で VPN 接続を行うことで、iPad などのモバイル端末を用いてモバイル環境下で診断することも可能である。

4. WSI による遠隔術中迅速病理診断に残された課題

　術中病理診断は凍結標本により行われ、短時間での標本作成を求められることから、封入剤が充分に乾いていない場合が多い。封入剤は WSI スキャナ機器の故障に繋がることから、画像取り込みの際には充分に留意する必要がある。診断に際しては、病理標本の作製→WSI の取り込み→サーバへの画像の保存という過程を経るため、通常の迅速病理診断に加え画像取り込みに要する時間がプラスされることになる。近年では WSI スキャナ機器の進歩により、WSI 取り込みに要する時間は大幅に減少しているが、大きい標本では数分以上の時間がかかる。さらに凍結標本は通常の病理標本に比して切片に凹凸が出来やすく、ピントが合わずに取り直しが必要となる場合も少なくない。遠隔から回線を介して WSI 画像を操作し観察することから、結像までのタイムラグは回線容量に左右される。容量の小さい回線や best effort 型サービスを使用した場合、回線の混雑の程度によって、画像が結像するまで 10 秒近くかかることもある。WSI 画像は一枚の画像の容量が大きく、診断画像保存のためには大容量の画像保存媒体（画像サーバ）が必要であり、サーバの保管場所、画像の保存方法やバックアップの方法などを考慮する必要がある。

（渡辺 みか）

6.3 組織診断業務への応用

1. 診断対象症例の選択

　本稿では、病理診断の基礎知識と同じ項目について、標本が WSI 画像化され、モニタで診断できる環境を仮定して、どこが変わりうるのかについて述べる。

　診断する症例の選択に際しては、症例取り違いを防ぐ目的でスライドガラスに張り付けたラベルに印字したバーコードを読み込むことで、報告書が開く方式が用いられることが多い。

　デジタル化した場合、病理部門システムの画面に「本日の症例一覧」が表示され、症例を選択すると、依頼伝票、電子カルテ画像、検査データなどが表示され、WSI 画像表示画面、報告書作成画面が表示される。症例取り違いの可能性は非常に低くなる。切除検体など一症例について複数の WSI 画像がある場合は、スライド一覧画面が必要となる。

2. 依頼伝票からの臨床情報の取得

　依頼伝票は、電子カルテ経由に移行すると思われる。依頼伝票は一部ですでに電子化されているが、簡単な記述のみのものが多い。デジタル化によって病理部門システムと電子カルテが統合され、症例を選択すると、臨床診断、経過、局所所見等とともに、臨床医が選んだ内視鏡画像や CT, MRI 画像などが表示され、検査結果等も必要に応じてワンクリックで参照できるようになることが望ましい。

3. 病理診断歴の確認

　これは必要性が高かったために、デジタル化のかなり初期の段階から報告書のテキストデータ参照はすでに実現されている。次の段階としては、デジタル化された顕微鏡画像の参照になると思われる。

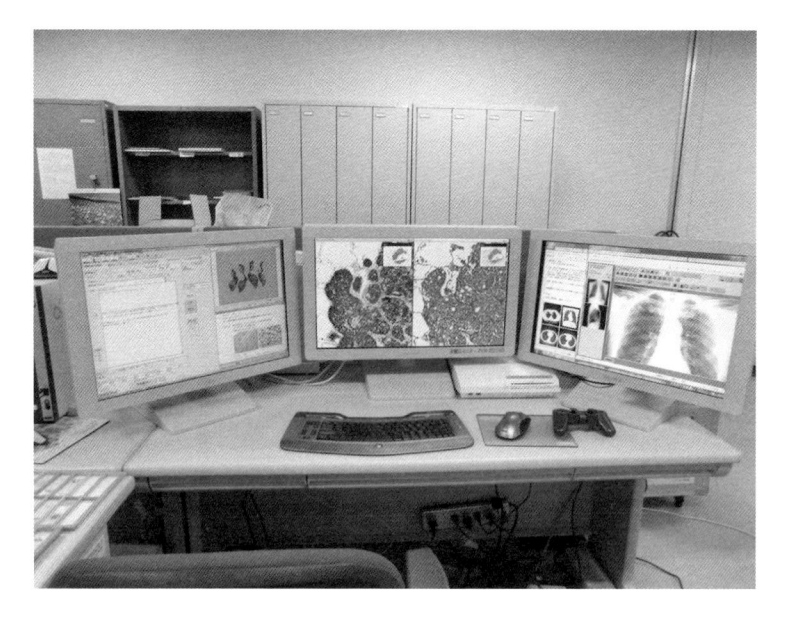

図　デジタル時代の病理診断環境の例

本例では右画面に放射線画像、中央画面に HE と特染の WSI 画像を並べて表示し、左画面には検体のマクロ画像、依頼伝票、報告書記入画面などが表示されている。

4.切り出し図とガラススライドを比較参照し、各スライドの位置関係とその意味を把握

　切り出し図が紙ベースからモニタ画面に移行する。画像の拡大・縮小が容易であり、細かい部分を拡大した観察が可能になる。普及のためには、画像上での距離の直接測定など、さらに便利な機能が望まれる。

　複数スライドからなる手術材料のスライドを観察する場合、初めに切り出し図と比較して各スライドの位置関係や意味を把握する必要がある。そのためには、現在、スライドトレイに並んでいるスライドを見るような一覧性が必須の機能となる。

5. 顕微鏡観察

　顕微鏡が WSI システムに置き換えられ、モニタに映る WSI 画像で診断を下すことが原則となる。現状では、いったん作成したガラススライドを WSI スキャナでスキャンするため、ガラススライドもできている。当初は顕微鏡を好む病理医も多いと思われるので、

どちらで診断してもかまわない。将来はカバーグラスをかけずにウェットなままのスキャンが可能になるかもしれない。無染色標本の赤外線や紫外線等を用いた光学的染色はすでにあり、光学顕微鏡では観察できない画像ができてくる。

WSIシステムによる観察は、複数画像の同時並列表示による直接比較が可能な点や、画面上の距離の直接測定、免疫染色の陽性率カウント、観察姿勢の自由度が高い、スライドのルーペ像を同時に表示できる点等、さまざまなメリットを持っている。

6. 過去標本の参照

過去標本がWSI化されていれば、診断歴から診断文書だけでなく、病理標本の画像を参照できる。別の標本保管室に出かけていく必要はなく、標本の色が褪せたり、ラベルがはがれたりすることはない。また、画面上で過去標本と今回の標本を並べて比較できる。

7. 特殊染色の依頼

これはすでにほとんどの病理部門システムで実現されている。自動的に保険請求され、仕事量の把握や業績の把握もされる。

8. 切り出し図への記入

タッチスクリーンモニターにタッチペンで直接入力するか、紙にプリントした切り出し図に書き込み、後で再スキャンする。タッチスクリーンのほうがペーパーレスで画像の解像度が保たれるが、使い勝手が問題となる。病理医の使用頻度が上がるには、タッチスクリーンならではの便利な機能が必要と思われる。

9. ダブルチェック・コンサルテーション

大部分の病理部門システムは、すでに仮登録と本登録、ダブルやトリプルチェックがで

きる機能を持っている。デジタル化された場合、ガラススライドや依頼伝票などのモノの移動が必要ないため、第一診断が入力されればすぐに第二診断入力にかかれる。その際に第二、第三の診断病理医は同じ部屋にいる必要は無く、ネットワークにつながってさえいればどこでも診断業務が可能になる。

　これは容易に外部コンサルテーションへの応用につながる。現在、スライドガラスを郵送し、主として手紙のやり取りでコンサルテーションは行われている。郵送に時間がかかることだけが問題ではないが、返事が届くまでに数週間かかることもよくある。デジタル化されると物の移動はなくなり、デジタルデータは瞬時に移動する。セキュリティの工夫は必要だが、相手は世界のどこにいても構わないことになる。専門分野別のエキスパートによるコンサルテーションが、容易に行える。

10. 最終診断書の作製とサインアウト、臨床医への提出

　診断書は病理部門システム上で作成し、ダブルチェック後、本登録した時点で電子カルテ上に開示される。登録直後に臨床医から参照可能になる。IDとパスワードで診断医が特定されるため、手書きのサインアウトはしない。IDとパスワードの慎重な管理が要求される。

（森 一郎）

6.4　細胞診断業務への応用

1. 細胞静止画像の容易な取得

　廉価なデジタルカメラが市場に出てくると、顕微鏡毎に１台のカメラが設置され、細胞画像の取得が容易となる。これによって、例えば、1) 病理システムとの連携を行えば細胞画像データベースの構築も可能となり、施設内の精度管理に活用できる。2) 細胞画像はそのまま PowerPoint などのプレゼンテーションソフトウエアに貼り付けられ、院内外での症例提示も容易となる。3) インターネットを通した細胞画像送信ができれば、遠隔地とのコンサルテーション、診断依頼も可能となる。

2. テレパソロジー専用機器の開発と細胞診

　しかし、我が国のデジタルパソロジーの歴史は、1990 年ごろにベンダー各社が術中迅速組織診断専用の機器・システム開発に着手するところから始まり、一時期はテレパソロジーと言えば 術中迅速組織診断を意味するほどまでにその知名度を高めたが、今に至るもこれら機器・システムが細胞診に応用されることはほとんどなかった。何故か？　これらが細胞診断には向いていなかったからか？　テレパソロジーの担い手が細胞診断に興味を示さなかったからか？　その理由は不明のままである。

3. テレサイトロジー事始め

　このような動きとは別に、細胞診専門医不在の細胞検査士が撮影した細胞画像（静止画）をインターネット経由で送信し、電子メールで討論を行うという試みが北海道で 1990 年代後半から開始された（静止画像先送り方式）。専用機器の開発はなく、デジタルカメラを顕微鏡に載せただけのシステムであったが、それでも年間数百の日常症例の診断を行った。しかし、この動きは大きな広がりを見せることはなかった。

4. リアルタイム顕微鏡画像共有によるテレサイトロジー

　静止画像は撮影者がその視野を選択し、その焦点面を決めるという特性を持つがゆえに、その中に撮影者の意図を込めることができる。しかし、コンサルタントはこの過程をクライアントの手に預けないで自分で主導したいと考えることが多い。そのため、遠隔地の顕微鏡の視野をリアルタイムで操作し、その画像をコンサルタントの元に持って来たいという考えを具現化した機器システムも作られた。だが、このシステムでも細胞診断を実際に行うことはほとんどなかった。これに対して、顕微鏡の操作は基本的に遠隔地のクライアントの細胞検査士、病理医に任せ、対話をしながら部位や対物レンズの指定をコンサルタントが行い、顕微鏡視野を含むコンピュータのデスクトップ画面をそのままコンサルタント側がリアルタイムに受診する方式が考案された。導入費用が非常に安価なため、北海道では国の補助事業の支援を受けて20数施設の病理検査室にこのシステムが導入され、細胞診断、術中迅速組織診断、コンサルテーションに使われだしている。

5. WSI システムと細胞診

　WSI システムが開発され、2008 年春の政府の補助事業によって病理医に広く知られるようになった。2 年間の事業展開によって国内の医療施設に 200 台近くの機器が搬入されたと推測される。その結果、医学教育、医療、研究の場で様々な使い方がされているが、詳細は別項を参照されたい。

　WSI スキャナーで細胞画像を作成してみて大きな発見があった。すなわち、細胞標本から静止画を撮影するときにはいわゆる「焦点のあった画像」であるのがこれまでは当然と思われてきたが、WSI スキャナーでは、システムの用いるルールに従って計算された焦点面で静止画像を作成しているのであり、撮影者が意図する焦点面とは合致することはまずない。ある程度の時間をかけて 1 ギガバイトもある大きなファイルを作ってもこれでは何の意味もない。焦点を変えたファイルを何枚も重ね、重ねたファイル間を移動すればその目的に沿えるようになる可能性もあるが、静止画に込めた撮影者の意図が忠実に再現される保証はない。

　何故か？　「細胞診断業務の流れ」の項でも述べたが、観察対象の細胞あるいは細胞集塊がそもそも 3 次元の立体物であり、観察者はガラス標本の載っている顕微鏡のステージを Z 軸方向に移動させ対象物の底面から頂面にいたる無数の焦点面を観察しているのであり、その過程を通して細胞あるいは細胞集塊の形態学的特徴を把握しているのである。

想定通りと言おうか、WSI システムはルチンの細胞診断に用いられることはなく、研修会、精度管理事業などで我慢して利用してこともあるが、参加者の評判は概して芳しくない。静止画のほうが増しだとの意見すら聞かれる。

6. Zavic の提案とその利用

Z-axis video for cytology, Zavic は顕微鏡のステージを Z 軸方向に移動させ、焦点を変えて細胞や細胞集塊を観察しているようすをビデオ撮影したファイルを H.264 方式に従ってデジタル処理したものである。ファイルサイズは数メガバイト程度まで。Zavic の再生が繰り返されるようすを観察すると、あたかも焦点を変えて顕微鏡で細胞を観察しているような体験ができるように工夫されている。Zavic の提案は 2009 年に山城らによってなされ、その後、平準な診断難易度の症例を対象に、ランダム化した 125 名の観察者の診断実験では Zavic 観察の方が静止画観察よりも優れていることが確認され、さらに、診断の難しい乳腺穿刺吸引症例を用いた診断実験では、Zavic 観察診断とガラス標本観察診断の再現性を見る場合があることが示された。

以上から、1) 専門家同士のコンサルテーション、2) 外部精度管理の際の症例提示、3) 教育・研修に向いていると考えられ、実際に 2)、3) の目的のために北海道ですでに数年前から使われだしている。2014 年の日本臨床細胞学会秋期大会ではスライドカンファレンスの症例提示に使われ好評を博した。

7. Zavic の普及に向けて

Zavic は細胞診断の分野で静止画の利用法として想定されてきた全てを置き換えることが可能である。しかも、その内実を大きく改革できる展望をもっている。だが、Zavic 作成には多少のデジタル技術の取得が必要であり、加えてある程度の時間も必要とされることから、平均的な細胞診従事者が簡単に Zavic を作れる安価な環境が望まれる。 最近、通常の光学顕微鏡にデジタルカメラを乗せマニュアルでステージを操作することで WSI を作成し、加えて特定の部位を高倍率のレンズでビデオ撮影したファイルを添付できるシステムが開発され、注目を集めている (Panoptiq)。将来的にはこれをマニュアル操作でなく、自動的に制御できる機器の開発に向かうことが展望されよう。

(山城 勝重)

6.5 電子カルテとの連携

1. はじめに

Whole slide imaging（以下、WSI、バーチャルスライド（VS）ともいう）の医学教育、デジタル画像診断、WSI 画像データベースなどへの活用が進み、今では普通に市民権を得るまでに普及してきた。一方で、電子カルテとの接続事例も徐々に増え、臨床面での有用性も実感として感じられるようになってきている。現在、電子カルテで扱われる病理画像はデジタルカメラで記録された静止画がまだ主流であるが、PC のスペックアップや大容量化により、今後 WSI 画像への移行が進むことは間違いないであろう。当院では 2006 年から病理組織検査全症例の WSI システム運用を始めており[1]、既に 11 年が経過した。院内での WSI システム利用はデジタル画像診断や症例データベースとしての病理部門利用のみならず、電子カルテと連携することにより利用価値の高い医療情報となってきている[2,3]。本稿では、当院での経験をふまえ、電子カルテで共有する医療情報としての WSI 画像利用にフォーカスして、その有用性と今後の展望を述べたい。

2. 電子カルテ連携のシステム設計

　まず始めに、電子カルテとの連携に必要なシステム構成について述べる。ハードとしては WSI 作成装置（スキャナー本体と制御 PC）と WSI 画像保管用に電子カルテネットワークに接続された大容量のネットワーク対応ストレージが必要である。ソフトウエアとしては電子カルテ上で WSI 画像を観察・操作するビューワ（WSI 作成装置のベンダーからそれぞれ提供）と観察したい WSI 画像を呼び出すための検索・管理ソフトが必要となる。ただ通常は、個々の患者の電子カルテ画面で、病理診断レポートを閲覧するときに WSI 画像を呼び出すことになるので、病理部門システムを使用した WSI 画像管理と電子カルテ連携が一般的であろう。

　当院では 2006 年の導入当初、WSI 作成装置 1 台と 3 年間分のストレージ 14 テラバイト（TB）で運用を開始したが、保存画像の蓄積に伴ってストレージ容量を段階的に 24Tb から現在では 68Tb に増設した。驚くことにストレージのコスト負担は当初に比べ何分の

一にも安価になっている。また、WSI画像作成の効率的運用のため、現在はWSI作成装置2台運用とした。電子カルテからのWSI画像観察の仕組みはシステム構築当初と基本的に変わっていないが、ビューワソフトは少しずつ改良が加えられており、計測機能や記録・保存などのツールが付加され、利用価値が高まってきている。

当院でのWSI画像観察の流れは、① WSI作成装置で作成したWSI画像を保存先のURL（ここでは電子カルテネットワークの番地のようなもの）に標本番号を付してストレージに保存、② 電子カルテからWeb配信された病理診断レポートを開き、レポートに添付されたプレパラートのサムネイル画像（対応するWSI画像のURLとリンクしている）をクリック、③ 電子カルテ端末に配信されたビューワソフトが起動し、紐付けられたURLのWSI画像が展開できる仕組みとなっている。また、当院では電子カルテで利用する病理診断レポート検索・管理ツールを用意しているので、個々の患者画面でなくても電子カルテ端末から目的とする病理診断レポートを直接検索してWSI画像観察ができるようになっている。このように、すべての電子カルテ端末がバーチャル顕微鏡となり、何時でも何処でも誰でも、ユビキタスな病理標本観察が可能となる。

当院では電子カルテ導入に合わせてWSIを用いた電子カルテ病理画像システムを新しく構築し、メンテナンスし易いようにこれらのサーバーやストレージは病理部門管理としたが、これらは施設毎のセキュリティポリシーや整備状況によって違ってくるので、必要とする利用方法と画像運用の取り決めを十分協議検討した上で、それぞれの施設にあったシステム作りが望まれる。次にWSIの電子カルテ連携のメリットについて述べる。

3. 電子カルテと連携されたWSI利用のメリット

WSI画像はCTなど他の医療画像と同様、重要な医療情報の一つである。外来や病棟で患者に病理像を見せながら病状説明すれば、より丁寧なインフォームドコンセントと受けとめられ、患者から理解や協力が得られやすい。また、普段から組織観察を行っている皮膚科医、腎臓内科医、外科医などにとって、ユビキタスな病理標本観察は診療の効率化に役立つし、報告書を読みながら内容を確認することは根拠に基づいた医療（EMB）や医療安全への貢献につながる。当院でこれらの診療科を対象として行ったアンケート調査では、ほとんどの臨床医は日常診療で少なからずWSIを利用しており、その理由として大半は病理診断と所見確認のため、次に患者説明のための利用との回答が多かった[4]。臨床医にとっては自由度を高めてくれるユビキタスな観察環境だけでも十分価値があり、とくに何時でも見られる簡便さとモニター観察の見易さは臨床医が感じる最大のメリットとなっている。

一方、顕微鏡を使わないモニター観察は多人数での同時観察や検討を可能にし、各種院

内カンファレンスやティーチングでの利用価値がきわめて大きい。病理医自身にとってもユビキタスな病理所見説明が可能であり、準備等の負担軽減になる。さらに、臨床医や研修医とのコミュニケーションの機会を増やし、彼らの病理への関心と理解を深めるとともに院内での病理部門の地位を高めることに役立っている。加えて、病理部門にとっては標本管理や標本配布作業など検査技師の省力化が図られる直接的なメリットもある。

4. 電子カルテで WSI をより活用するために

重要な要素の一つは WSI 画像の観察環境である。診療の現場は時間との闘いでもある。患者説明時にはサクサクと WSI 画像が動き、操作性に優れた感覚的なビューワが求められよう。一方、カンファレンスなどで WSI による病理所見の説明を聞く人にとっては、従来よりも分かりやすくとても満足できると高い評価を付けている。従って、第二にはこのような多人数での利用を想定したプラットホームや新機能が、WSI の付加価値をさらに高めてくれよう。すでに 4K が一般に普及しているが、進行中の映像技術革命の結果、WSI は従来の顕微鏡を遥かに凌駕した組織像を大画面モニターに映し出すことであろう。

第三点は日常業務としての WSI 運用の課題である。当院では病理組織検査の全症例で WSI 画像を作成し、プレパラートレス環境を構築することからスタートした。個々の運用は施設により方針が異なる点だと思われるが、いずれにせよ、大量のプレパラートを扱うため、当初から最大のネックは WSI 画像の作成時間とその作業負担であった。この点に関しては、WSI 作成装置が格段に高速・高精度・大容量化してきている。また、モニター診断を前提とした「WSI 標本」という意味で、検査技師による検体処理から一貫した業務運営が望ましいと考えているが、WSI 作成装置の進化がこれらの業務負担をかなりカバーしてくれるようになった[5]。

5. おわりに

本稿では電子カルテ連携による臨床面での利用に限定して述べた。病理業務での WSI 活用はこの 11 年間で驚くほどに発展した。それに比べると臨床への普及・応用はまだまだこれからだと思われるが、電子カルテでの WSI 連携は医療デジタル時代の病理と臨床の架け橋になることだろう。

（齋藤 勝彦）

《文献》

1) 齋藤勝彦. バーチャルスライドを用いた電子カルテ病理画像システム. 新医療 2006; 33 (7): 107-110.

2) 齋藤勝彦, 林 宏. 病院業務へのバーチャルスライドの導入. Medical Technoloy 2008; 36 (8): 808-12.

3) 齋藤勝彦. 病院情報システムとデジタルパソロジーの連携. 日本遠隔医療学会雑誌 2016; 12 (1): 32-35.

4) 齋藤勝彦. 富山市民病院病理診断科. 院内でのバーチャルスライド (VS) 活用. URL: http://www.tch.toyama.toyama.jp/sinryou_info/kakuka_info/HP-VS.pdf

5) 齋藤勝彦. 富山市民病院病理診断科. バーチャルスライド院内運用 -5 年間の運用実績と成果. URL: http://www.tch.toyama.toyama.jp/sinryou_info/kakuka_info/2010-S6saito.pdf

6.6 コンサルテーションへの応用

1. はじめに

　WSI 画像は、組織ガラス標本とほぼ同等のデジタル標本として、様々な応用場面が考案され実際に運用されているものもある。本項では、病理コンサルテーションとそれへのWSI システムの使用について述べる。

　日本における診断病理医の数は現在約 2,000 名、人口 10 万人当たり 1.4 人と米国 (同 7.9人) の約 1/6 であり[り]、また米国の多くの病理医は臓器専門性が色濃いのに対して、日本では依頼される全ての領域の病理診断をカバーしている。時には経験の乏しい検体の診断に出会うこともあり、また極めて希な病変を診断することもある。そのような場合、その検体の診断に造詣の深いエキスパートにコンサルテーションして、診断を確実なものにし、同時に自らもその症例から学び経験を深めることができる。コンサルテーションを通して診断力の向上と医療水準の底上げ・均てん化が望める。日進月歩の外科病理学の診断技術進歩の中で、これまで鑑別困難であった疾患も、疾患特異的な遺伝子変異や特徴的な分子発現等を同定する新たな診断技術の導入や新たな疾患に関する知識の導入により確定診断に至ることがある。臓器専門のエキスパートは豊富な経験に加えて最新の情報に精通していることも多く、コンサルタントとして適している。

2. 日本の病理コンサルテーションの現状

　日本では、これまで米国型のビジネスコンサルテーションは育たず、日本病理学会や国立がん研究センター等の公共性のある機関によるコンサルテーションシステムを利用するか、個人間のコンサルテーション、あるいは海外にコンサルテーションするのが現状である。コンサルテーション件数は、2013 年に日本病理学会で 404 件[り]、国立がん研究センターがん情報センターで 427 件である。

　米国では病理医の専門化が進み、専門外の診断を主体に病理各専門分野のエキスパートへの外科病理、細胞診のセカンドオピニオンや術中迅速診断がコンサルテーションとして行われている。米国内の標本輸送は約 1 日以内で可能であるため、通常のコンサルテーショ

ンには従来のガラス標本が使用されているが、米国に米国外から寄せられるコンサルテーションにはWSIシステムが有用に用いられている[9]。

　近年、日本の臨床検査室も精度管理を保証する国際基準の審査を受け、検査室が適切に管理運営されていることを客観的に表示するようになりつつある。このような動きの背景には、全国的な医療水準を目に見える形で評価して均てん化していくことに加え、多施設共同の臨床試験も盛んに行われている昨今、客観的に信頼される検査値を使用することが薬事申請等の認可に必要になっていることも一つの理由になっている。この分野で先進的な米国では、WSIシステムを用いた病理診断が従来法による病理診断と質的に担保されているのか注目されており、両者による診断精度が全く違わない限り、近い将来には実情に見合う法的規制が加えられる可能性がある。病理診断コンサルテーションにおけるWSIシステム利用にも影響を及ぼすと思われる。

3. 国立がん研究センター病理診断コンサルテーション

　国立がん研究センターがん対策情報センターは、国民一般や全国の病院を対象に、がん診療に関わる情報の提供、医療の標準化・均てん科の支援を行う部門であり、病理診断コンサルテーション推進室はその中にあって、2006年以来、主にがん診療連携拠点病院を対象に腫瘍性病変の診断困難例や診断名確認のためのコンサルテーションサービス仲介業務を行っている[5]。ユーザーからオンラインでコンサルテーションが依頼され、標本（HE染色標本2枚と免疫染色用未染標本15枚）が推進室に郵送され、推進室からそれらをコンサルタントに送付している[6]。ガラススライド送付によるコンサルテーションと併行して、WSIシステムによるコンサルテーションも2007年より受け付けている。教育的価値が高い症例はWSIシステムとしてデジタル化し「画像診断レファレンスデータベース」として公開をはじめており、コンテンツが充実し、ネットワーク形成が進めば、教育や診療に広く活用されるものと期待される[7]。

4. コンサルテーションにおけるWSIシステムの活用

　WSIシステムを用いた病理診断コンサルテーションへの応用は松村翼、黒瀬顕らを中心に2009年から試みられている[8]。難解症例のみならず一人病理医による一般症例の診断確認（日常診療におけるちょっとしたアドバイス）を含めたコンサルテーションでの利便性検討を目的に実施され、従来法に比べて迅速性が高いこと、同時に複数のコンサル

タントに容易に依頼可能であること、が主な利点としてあげられている[9]。国立がん研究センター病理診断コンサルテーション推進室では、2007年よりWSI画像によるコンサルテーションも受け付けており、38件が2008年から2012年（2008年6件、2009年12件、2010年11件、2011年7件、2012年2件）に受け付けられ、その2割はWSI画像のみ、残りの約8割はガラス標本が添付されている。これらは従来の方法によるものとの間に診断プロセス等、いずれの違いも見なかった。しかし、2013年以降は全て従来のガラススライドでの依頼になっている。

国内でWSIシステムと病理コンサルテーションに関するアンケートが病理医を対象に複数回実施されている。アンケート集計から、1）従来顕微鏡を用いた場合との比較として、ネット環境があればどこでも閲覧可能であることや貴重検体の保持（微小検体で多数薄切困難）に有効、などの長所があげられ、短所として機器等のインフラ整備、機器の操作性があげられ、2）WSI画像での診断の可否については、現時点で可能が15-20%、将来可能が60%前後、将来も不可能が10-20%であった[10]。また日本病理学会コンサルテーションシステムに関するアンケート調査で、将来のWSIシステムによるコンサルテーション利用の結果を見ると、導入に賛成が依頼者側で50%弱、コンサルタント側で約60%（症例により可能を含む）、反対が依頼者で約14%、コンサルタントで30%弱、WSI画像未経験で判断不明が各40%弱、約10%である[11]。総じてWSIシステムは標本の直接送付を要さず利便であり、迅速な診断が得られる可能性があり、将来に期待が持たれる、とされる。前述の米国例にあるように、日本でも標本の輸送は約1日で届き、実際に時間のかかる要因はコンサルテーションを受ける病理医が日々オーバーワーク状態ですぐに対応しきれないためであり、免疫染色の時間と併せて2週間のコンサルテーション期間としてコンセンサスが得られているようにも思われる。森谷らが想定している、例えば、まず最初にWSI画像を観察し必要であればその後に未染標本などの資料を送る方式[11]も考えられる。難解症例のコンサルテーションに限って言えば、免疫染色が多くの場合に必要であり、未染色標本を最初から輸送しても大した問題にならない。おそらく、当センターのコンサルテーションにWSI画像による依頼が2013年以来無く、米国内でもあまり用いられていない理由であろう。

現状では、ガラス標本の輸送に難のある場所からのコンサルテーション、同時に多数の施設に標本情報を配信するコンサルテーション（むしろ多施設共同臨床研究の病理中央診断等の研究的な用途）にWSIシステムは大変有用と考えられる。一方、今後インフラ整備・機器開発による操作性向上とWSIシステムを用いた病理・細胞診断に対する信頼性の確認がなされた後、WSIシステムによる病理・細胞診断が一般化した暁にこそ、真の意味でWSI画像を用いたコンサルテーションの普及がなされるものと期待される。

（平岡 伸介）

《文献》

1) 濃沼信夫．病理医をめぐる課題と医療制度改革の展望．病理と臨床 2005; 23: 1025-30.

2) 日本病理学会

3) 武井英博．コンサルテーションのツールとしてのバーチャルマイクロスコピー：米国の現状．病理と臨床 2013; 31: 1296-1298.

4) Lange H. Digital pathology: a regulatory overview. Labmedicine 2011; 42: 587-91.

5) 津田均．国立がん研究センター病理診断コンサルテーションについて．病理と臨床 2012; 30: 1399-1401.

6) http://ganjoho.jp/med_pro/med_info/consultation/consultation01.html

7) 津田均，九嶋亮治，中村寛美，坂口俊子，平井志保，加藤雅志．国立がん研究センター病理診断コンサルテーションの現況．病理と臨床 2013; 31: 1284-8.

8) 松村翼，鎌滝章央，千葉岳，斉藤健司，元田敏浩，笠井啓之，熊谷一広，黒瀬顕，白石泰三，森谷卓也，澤井高志．日本におけるバーチャルスライドを利用したコンサルテーションシステムの開発．病理と臨床 2011; 29: 1027-32.

9) 黒瀬顕，松村翼，澤井高志．コンサルテーションのツールとしてのバーチャルマイクロスコピー：日本の現状．病理と臨床 2013; 31: 1289-95.

10) 黒瀬顕，澤井高志．バーチャルスライドの病理診断への有効利用－コンサルテーションシステムと症例供覧－．病理と臨床 2011; 29: 1314-9.

11) 森谷卓也，今村好章，泉美貴，大島孝一，黒瀬顕，八尾隆史．日本病理学会コンサルテーションシステムの現状と将来像．病理と臨床 2013; 31: 1278-83.

6.7 国際協力への応用

1. はじめに

　医療の国際協力として、医療技術、知識、機器を輸出するアウトバウンド事業と患者を日本で受診させるインバンド事業と大別される。遠隔医療には、遠隔診療という大きな"くくり"と遠隔診断というより内容を限定した場合がある[1]。遠隔診療の範疇には、診察・診断・治療が含まれ国際的に我が国が携わっている事業も増えてきている。図1に経済産業省のホームページに掲載された平成24年度の国際医療協力事業を示す[2]。我々のベトナムとの遠隔画像・病理診断も含まれている。テレパソロジーとは、その中でも病理診断を電子通信によって行う分野であり、かなり以前から始められているが、組織画像などをデジタル化する技術が開発され、スキャナーも効率よく、画質が良好な機器も市販されるようになり、急速に発展してきている。ひとたびデジタル化すれば、サーバーとネットワークを組み合わせて、国内はもとより国際的にも"病理診断"を展開できる。

　我が国の病理診断の精度、標本作成技術、さらにはデジタル化機器（スキャナー）など、諸外国、特にアジア諸国から、高く評価されており、テレパソロジーにおける我が国からの協力、支援への期待は大きい。本稿では、私達の経験も踏まえて、デジタルパソロジーの国際協力の具体的な内容、課題、展望などを論じてみたい。

2. デジタルパソロジーの国際協力

　デジタルパソロジー（DP）においては、デジタル化した病理組織・細胞像をデジタル情報に変換することにより、国境を越えて情報を共有することが可能となった[3]。共有の方法はDVDなどを媒体とする方法、あるいはネットワークを利用して多施設でデジタル画像を共有する方法とある[4, 5]。いずれの方法でも、この情報すべてを国際的に共有することが可能となってきている。国際的な協力としては、後者が今後大いに発展してゆくものと思われる[6]。病理組織・細胞診の所見をデジタル化する際に、良質で適切な標本作成、染色が基本となることは言うまでもない。

　デジタル化した病理組織細胞画像は、他の情報（病歴、画像診断、肉眼所見、遺伝子情

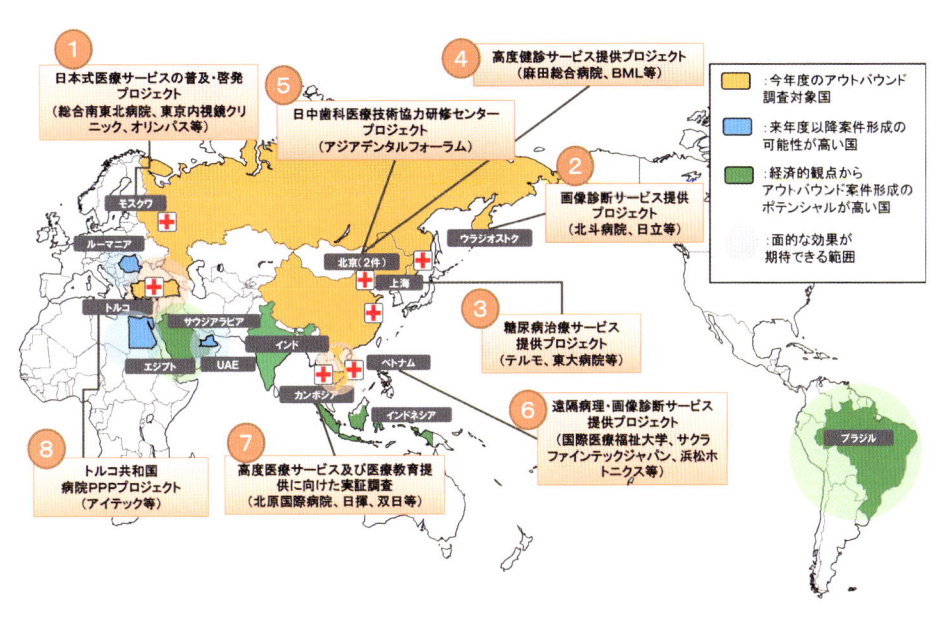

図1

報など）と同時にモニター上で比較することが可能となり、病理診断の質の向上に直結することが期待されている。国際的にも pathologist' cockpit としてよく知られている（図2）。デジタル化した良質な画像を共有することによる国際協力の実例として、我々が近年に経験した国際テレパソロジーについて述べる。

3. ベトナム・中国との遠隔病理診断（デジタルパソロジーによるテレパソロジー）

　平成23年度、24年度に行われた経済産業省のプロジェクト医療の国際支援（国際医療福祉大学を中心としたコンソーシアム）について紹介する。

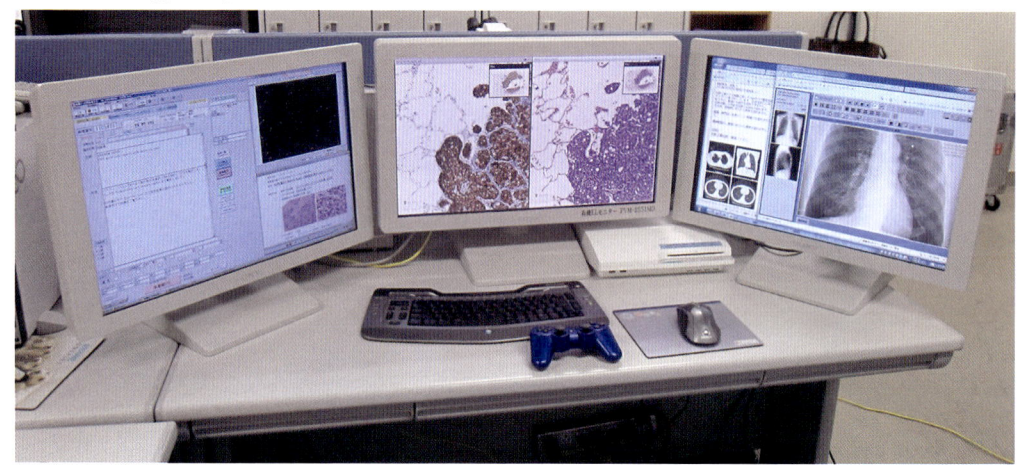

FISH/CISH/DISH
Molecular pathology

Image analysis
Telepathology
Consultation

Virtual Slides(VS)
Whole Slide Image(WSI)

Clinical information
Images Xray CT MRI

Pathology Report

デジタル化した病理画像を用いた　Pathologist's　cockpit

図 2

　平成 24 年度、日本の医療機器・サービスの海外展開に関する調査事業（海外展開の事業性評価に向けた調査事業）、国際遠隔診断事業に関する現地実証事業（国際遠隔診断事業構築コンソーシアム　平成 25 年 1 月報告）に詳しく発表されている（ホームページ）。

　平成 23 年度には、ベトナムホーチミン市にあるチョーライ病院（CRH）および中国北京市にある中国リハビリテーション研究センター（CRRC）にスキャナー機器ナノズーマ [R]（浜松ホトニクス）を現地に設置して、国際医療福祉大学三田病院の病理診断センターをネットワークで結び病理組織像のデジタル画像を共有して、テレビ会議システムも活用しながらテレパソロジーの実証実験を行った。この際には、図 3 に示されるように、各施設のサーバーに画像を上げ、それを他施設から IPVPN 回線を用いて観察し診断する仕組みであり、同時にテレビ会議システムにこの回線をもちいるため、十分なネットワークの確保が重要である。結果として、ベトナムでは、院内に特別回線を設置してサーバーを立ち上げてネットワーク通信をしたため、画質・スピードともほぼ許容される範囲内であった。図 4 に示すように、充分な画質も得られ、国際的な画像診断における協力体制が可能と思われた。課題としては、病理診断報告書がベトナム語で記載されていること、テレビ会議における語学的なバリアーなどは今後の課題と思われた。

〔調査報告〕　ネットワーク構成について

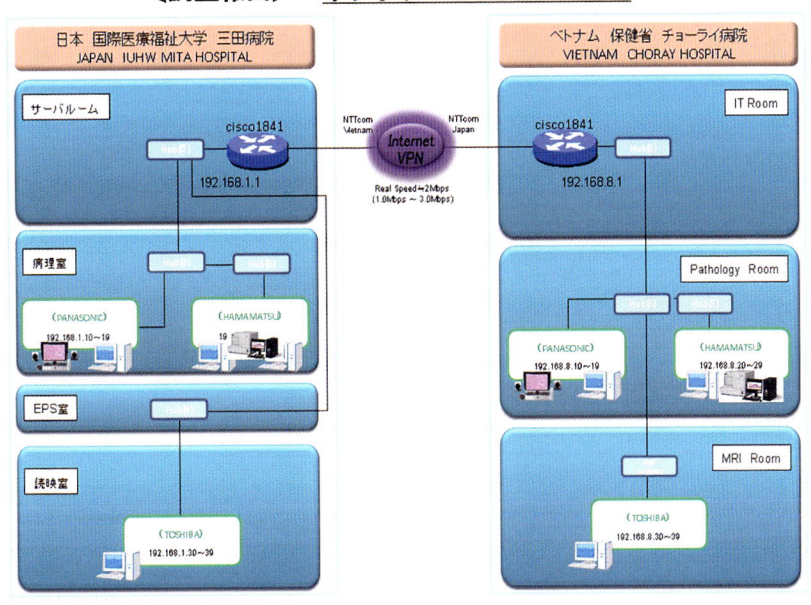

国際遠隔病理診断：テレパソロジーの実際スキャナーによりデジタル化した
病理画像をサーバーに挙げ、双方からネットワークを使用して観察する方法

図3

国際テレパソロジーの課題

1. 良好な組織・細胞標本の作製

2. 良好なデジタル画像の作成（スキャナー）

3. 充分なネットワークの確保

4. 共通言語の使用（英語）

5. 診断名の共有　Terminology

6. その他　技術的な詳細

　中国では、（図5）CRRC のサーバーに取り込んだ WSI 画像を三田病院から見に行く
際には、time lag が 3 〜 4 秒であったが、三田病院のサーバーに取り込んだ症例を CRRC
から見に行く際には、10 秒以上の time lag があった。ネットワークの改善の必要性が強
く感じられた。画質はいずれの場合にも（CRRC、三田病院で診断）良好であった。問題
症例などは、テレビ会議との併用で discussion が出来る状況の設定も有用と思われた。双
方での遠隔病理診断の結果の一致率は高く、本システムの実用化が可能であることが示唆

ベトナム　チョーライ病院と三田病院間での遠隔病理診断の実際

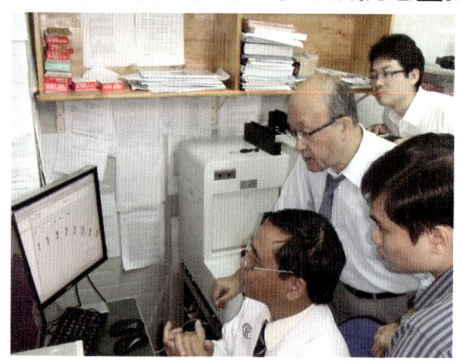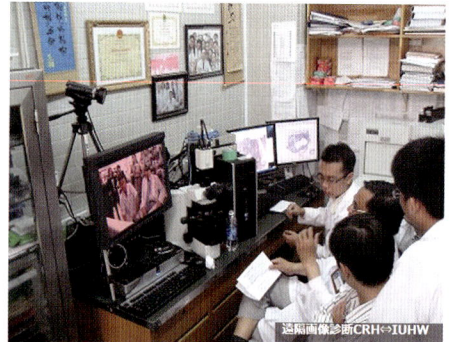

図 4

された。両国間でも、ベトナムと同様の課題を念頭にいれて遂行する必要性を感じた。

平成 26 年には、ミャンマーとのテレパソロジー、ベトナムでは国内の複数施設を結び国際医療福祉大学を含めて三極間での病理診断ネットワークシステムの構築を実験し実証することができた。

4. Virtual silk highway（VSH）について

多国間での遠隔病理診断の実例として以下に述べるような VSH があげられよう。

NATO の名称がついたプロジェクトでシルクロードに沿った諸国（西から東へ）Georgia, Armenia, Azerbaijan, Kazakhstan, Turkmenistan, Uzbekistan, Tajikistan, Kyrgyz Republic 8 カ国が参加して病理診断の質を上げる試み "Telemedicine on the Virtual Silk Highway: a project to improve pathology diagnosis" もなされてきている。静止画をインターネットで共有する方策と見受けられるが、地域での病理診断の精度向上に貢献していると思われる[7]。

5. 今後の展開

デジタルパソロジーおよびテレパソロジーにおける日本の病理診断の質の高さ、優れた技術は、海外でも高く評価されており、今後テレパソロジーを通して我が国への国際協力の期待は増してゆくものと思われる。その際に、相手国に病理画像をデジタル化する機器

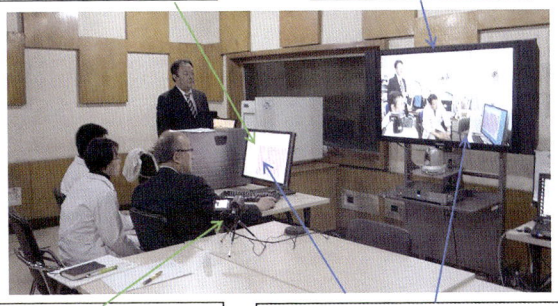

中国　北京リハビリテーション研究センターと三田病院との遠隔病理診断の実際

図5

（スキャナー）を設置して環境を整えることが先決と思われる。実際には、英語を共通言語とし、病理診断名の統一（調整）および診断基準の共有など必須と思われる。その上で、効率の良い国際協力を遂行するために考えなくてはならないことは、ネットワーク環境の整備であろう。これは各国の事情によることが多いので、綿密な事前調査を十分にする必要がある。

　また、国際的にインターネット環境が充分でない地域では衛星を用いた遠隔病理診断も有効と思われる。これまで、我が国では、衛星「キズナ」を用いたテレパソロジーにも成功しており、国際的な応用も十分に可能と思われる[8]。

6. まとめ

　我が国の進んだ医療技術に対する海外からの支援・協力要請は今後ますます増えてゆくものと考えられる。いろいろな課題は山積するものの、スキャナーなどの機器の輸出、ネットワークの整備、病理診断および診断基準の共有化などが重要な点であろう。また、将来の海外医療支援を成功させてゆく為の経済的な背景の確立なども並行して行う必要がある。

（長村　義之）

《文献》

1) Saliba V, Legido-Quigley H, Hallik R, Aaviksoo A, Car J, McKee M. Telemedicine across borders: a systematic review of factors that hinder or support implementation. International journal of medical informatics. Dec 2012; 81（12）:793-809.

2) 経済産業省. 医療の国際化〜世界の需要に応える医療産業〜平成25年5月経済産業省商務情報政策局. ヘルスケア産業化報告書

3) Mea V, D., Mencarelli R. The beginning of a new world for Digital Pathology. Diagnostic pathology. 2013; Proceedings of the 11th European Congress on Telepathology and 5th International Congress on Virtual Microscopy（8（Suppl 1））.

4) Nakayama I, Matsumura T, Kamataki A, et al. Development of a teledermatopathology consultation system using virtual slides. Diagnostic pathology. 2012; 7: 177.

5) Pantanowitz L, Wiley CA, Demetris A, et al. Experience with multimodality telepathology at the University of Pittsburgh Medical Center. Journal of pathology informatics. 2012; 3: 45.

6) Pantanowitz L, McHugh J, Cable W, Zhao C, Parwani AV. Image File Management to Support International Telepathology. Anal. Cell. Pathol. 2014.

7) Atkins M, S., Janz R, F., Kaffenberger W. The virtual silk highway: a project to bridge the digital divide. Submitted to The Venice IPSI Conference. 2004.

8) Sawai T, Uzuki M, Miura Y, et al. World's first telepathology experiments employing WINDS ultra-high-speed internet satellite, nicknamed "KIZUNA". Journal of pathology informatics. 2013; 4: 24.

7 デジタルパソロジーの現状と未来

7.1 運用ガイドラインの意義と未来

1. はじめに

　医療におけるガイドラインは、未だ経験が少ない領域での医療行為に対して、一定の安全性と有効性を担保すべく示される標準的医療行為の指針として作成されるものである。遠隔病理診断に対するガイドラインは近十数年、国内外で作成されて来たが、それらは今後のデジタルパソロジーのガイドライン作成への基礎を為すものとなろう。

　1999 年、米国遠隔医療学会テレパソロジー SIG(AMERICAN TELEMEDICINE AS-SOCIATION Telepathology Special Interest Group: ATA-Telepath. SIG) によりテレパソロジーに対する臨床ガイドラインが提案され、著者らはその和訳を紹介した[1]。　我が国では 2005 年、旧日本テレパソロジー研究会（現日本デジタルパソロジー研究会）において、「テレパソロジー運用ガイドライン」が作成され[2]、さらに 2007 年、日本臨床細胞学会と旧日本テレパソロジー・バーチャルマイクロスコピー研究会（現日本デジタルパソロジー研究会）合同で、「テレサイトロジー運用ガイドライン」が作成された[3]。付録（資料）の 8.1 および 8.2 にそれらを含めた。

　ATA-Telepath. SIG によるガイドラインは昨年 8 月、2014 年版がインターネット上に公開された[4]。近年、遠隔病理診断に用いる機器が従来の顕微鏡をベースとした診断システムから、WSI 画像を用いた診断システムへと急速に移行して来ており、また通信ネットワークの高速化多様化を受けて日本のテレパソロジー運用ガイドラインについても改訂が進められるところである。技術面での進歩があっても、テレパソロジー運用の総論の多くは変わるものではない。そこで総論の立場に立って、まず遠隔病理診断を行う場合の要点を概説する。

2. 遠隔病理診断の位置付けと契約

　遠隔病理診断は放射線遠隔診断と共に、D to D (Doctor to Doctor) type の診断コンサルテーションを行うことで特徴付けられ、内科系や他の臨床領域で行われ在宅医療支援に代表される D to P (Doctor to Patient) type の遠隔医療と対照をなす[5]。D to D type の遠隔

医療では、診断コンサルテーションを依頼する側の医師（以後、診断依頼医師と記載）と、遠隔で診断コンサルテーションを受諾する側の専門医（以後、遠隔専門医と記載）とは、空間的に離れて存在するが、同じ診療機関所属である場合もあれば、そうでない場合もあろう。前者の例は本院と分院といった関係の場合である。後者の例はお互いが全く別の診療機関に所属しており、お互いが外国の場合も含んで来る。さて遠隔病理診断コンサルテーションを行うに先立って、相互の施設間あるいは診断依頼医師と遠隔専門医との間で、遠隔診断実施手順、作業手順を明らかにして相互確認し、一連の作業に関与する技師職、看護職、事務職を含めて、全ての関係者の作業分担を明らかにしておかねばならない。さらに諸般の費用負担、遠隔専門医に対する診断報酬の取り決めを含めて、文書による合意書、つまり"契約"を成立させておく必要がある。遠隔医療の実験段階および実証段階に於いては、これら"契約"の問題は余り問題として来なかったが、実用レベル、業務レベルで行おうとする遠隔医療では重要な課題となっている。

3. 術中迅速遠隔診断の性格

　術中迅速病理診断は待ったなしの診断対応が求められる。したがって、遠隔でこれを受諾する病理医は、自施設の本務を行う中へ、対応優先権第一位を与えて割り込みを許す他施設からの診断業務を請け負うこととなる。そのため、あらかじめの契約は必要であるし、その実施は、診断依頼医師と遠隔専門医との事前のスケジュール調整により、"実施可能"の環境をしっかりと担保した上で完全予約制で行われねばならない。

4. ルーチンの病理診断を遠隔で行う場合の注意点

　ルーチンの病理診断を遠隔で行う場合には、どのような問題点、注意点があるのだろうか？　そこには上記の術中迅速診断の場合のような即時性の時間的縛りはないのだが、"遠隔"という状況下で多数症例をまとめて扱うという特性から、患者属性を含めた診断依頼情報、臨床情報、該当標本画像ファイル、および病理診断ファイルの同一患者帰属性を常に確認し保証することが絶対的に必要である。遠隔状況下では、"遠隔"故に、"取り違え"が起きたことに気付き難く、あるいは気付くのが大幅に遅れる可能性も考えなければならない。長い数字または文字列で表記された検体番号のみで、遠隔の患者を常に正しく認識することは技師にとっても病理医にとっても容易ではなく、ヒューマンエラーは必ず起こると考えておくべきだ。

5. 診断に適した画像ファイルの作成

　診断に適した画像ファイルを如何に標準化して作成するかは、デジタルパソロジー時代において最も重要な課題である。WSI 画像ファイル作成は、画像取り込みと呼ばれるプロセスであり、WSI スキャナーと呼ばれる装置を用いて行われる。それにはラインセンサー方式と、CCD カメラ画像の貼り合わせ（タイリング）方式とがあり、それぞれの特長が知られている。いずれの方法を用いた場合でも、結果として作成される画像ファイルが病理診断に適した画質を担保したものとならなければならない。組織構築の変化の観察に重きを置いた病理診断に於いては、対物レンズ 10 倍といった比較的低倍率での画像取り込みで作成した画像ファイルでも診断目的が達成されることが多い。消化管腫瘍の多くはその例となる。

　一方で個々の細胞所見や核所見の変化の観察に重きを置く病理診断に於いては、対物レンズ 40 倍での画像取り込みで作成した画像ファイルが必要となる。血液リンパ系の腫瘍診断や腎糸球体疾患の診断がその例となる。また胃粘膜の生検診断で、helicobacter pylori の存在診断を行う場合にも、対物レンズ 40 倍での画像取り込みが不可欠となる。

　一方、高精細の画像ファイルを作成することで結果として画像ファイルのサイズが大きくなると、画像記録装置には大きな負担を発生させ、また画像再生と表示、およびその速度など遠隔診断システムに対してマイナスの影響を発生させる。一般に顕微鏡直視下の病理診断では、低倍率の観察からスタートさせ、観察注目点を見出して、其処を必要に応じた高倍率で観察するという手法が用いられている。これらの事情から、妥協点的に WSI 画像作成に対物 20 倍での画像取り込みが用いられることが多い。

　さて、遠隔での病理診断は、顕微鏡直視下の診断とは異なり、コンピュータ機器を用いたモニター画像での観察で行われることから、病理医は使用するコンピュータ機器の操作に充分に習熟し、かつモニター診断に慣れていることが必要となる。さて既に良好なガラス標本ができ上がっているとして、画像ファイルの作成、つまり画像取り込みの基本問題について触れる。

　外科手術症例の場合には 1 症例あたり数十枚に及ぶガラス標本があるところ、全てのガラス標本を対象として画像取り込みを行うのか、あるいは選択された一部のガラス標本を対象として画像取り込みを行うのかを、遠隔病理診断コンサルテーションの目的を踏まえて、まず決定しなければならない。遠隔病理診断を 1 次診断として行う場合は、当然ながら全ガラス標本を画像取り込みの対象としなければならない。

　次にガラス標本のどの領域を、どれだけの画素密度でスキャンして画像ファイルを作成するのかという問題があり、そこでも診断の目的によってその結論が異なって来る。標本サイズが米粒から母指頭大までの生検材料の場合は、通常全標本領域をスキャンの対象とする。一方で標本サイズが大きくカバーグラスの全面に及ぶことがある材料の場合は、診

断目的に合致した領域を指定選択してスキャンにかける場合がある。手術材料の遠隔診断を1次診断として行うことを目指すとすると、全てのガラス標本の、全ての組織領域をスキャンにかけなければならない。すると結果として画像ファイルサイズは巨大なものとなり、画像記録装置に大きな負担を発生させる。現在クラウドの利用が進むところであり、これらメモリーの制約が打破される可能性を秘めてはいるが、当分の間、遠隔での1次診断の対象は、画像ファイルが比較的小さくて済む生検材料に限るのが現実的であり、その画像取り込みは対物20倍または40倍で行うことが推奨される。

6. おわりに

　遠隔病理診断のガイドラインを中心にしつつ、今後作成されるデジタルパソロジーのガイドラインに関係し得る事柄についてその要点を概説した。遠隔病理診断システムは画像診断システムと情報通信システムの結合であり、その発展はこれらシステム領域の技術発展に大きく依存している。そして技術の発展は留まることを知らない。したがって技術発展とそれによる社会変化を受けてガイドラインを常に改訂しなければならない。諸兄の知恵と経験をこの領域に注いで戴き、より良きガイドラインへの検討が重ねられることを念願している。

（土橋 康成）

《文献》
1) 東福寺幾夫、八木由香子、土橋康成 他：米国遠隔医療学会テレパソロジー SIG によるテレパソロジー臨床運用ガイドライン． 新医療 2000, 1 月号 138-141.d
2) 土橋康成、澤井高志：テレパソロジーの普及にとって必要な運用ガイドラインの作成．癌の臨床 2005, 51(9)：721-725.
3) 日本テレパソロジー・バーチャルマイクロスコピー研究会 - 日本臨床細胞学会合同、テレサイトロジー運用ガイドライン．
http://www.medic.mie-u.ac.jp/tpvm/guideline.pdf
2007
4) Clinical Guidelines for Telepathology. http://www.americantelemed.org/resources/telemedicine-practice-guidelines/telemedicine-practice-guidelines/clinical-guidelines-for-telepathology#.Vc4KOxEVjIU
August 2014
5) 日本医師会「医の倫理」16. 遠隔医療. 日本遠隔医療学会普及委員会編　2012 年 6 月．
http://www.med.or.jp/doctor/member/kiso/d16.html

情報標準化の取り組み

1. 病理・臨床細胞領域の IHE(Integrating the Health-care Enterprise) 活動

　病理・臨床細胞領域の IHE 活動は、2005 年 9 月から米国、欧州、日本が協力して推進している。病理・臨床細胞 IHE で提案されている統合プロファイルは、病院情報システム (HIS : Hospital Information System) への患者情報登録からオーダ発行、オーダ実施、病理画像収集と保存、病理診断報告書の作成まで標準的なワークフローを設定し、病理部門システム (APIS : Anatomic Pathology Information System) と病院情報システム (HIS) との接続に際し、病理学テクニカルフレームワーク (PTFW : Pathology Technical Framework) が作成されている。

2. 日本での標準化活動

(1) 日本 IHE 協会 (IHE-J)

　病院情報システム (HIS) と病理部門情報システム (APIS) 間のデータ交換においては、メーカ間での統一はもとより、同一メーカにおいても導入施設によりその仕様が異なり、相互接続するにあたり多くの費用と時間を要しているという問題が今もなお続いている。このような問題を解決するため、医療情報システムの相互接続性を推進する日本 IHE 協会に、病理・臨床細胞委員会 (企画委員会、技術委員会) が発足し、標準化の推進・啓発活動を行っている。

(2) 一般社団法人 保健医療福祉情報システム工業会 (JAHIS)

　医療情報システムの相互接続を確保するため JAHIS に、病理・臨床細胞部門システム専門委員会を発足し、国際規格である HL7(Health Level Seven) や DICOM(Digital Imaging and Communications in Medicine) の具体的な使用方法について顕微鏡や WSI 機器、病理部門システムなどベンダを中心としたメンバーで検討し、標準化文書としてまとめる作業を行っている。

3. 病理・臨床細胞部門の標準化文書

① 「IHE 病理テクニカルフレームワーク Vol.1 (統合プロファイル)」
病理・臨床細胞部門における標準的なワークフローについてプロセスとユースケースを用いて解説した文書
② 「IHE 病理テクニカルフレームワーク Vol.2 (トランザクション)」
具体的な実装に向けた技術文書
③ 「JAHIS 病理・臨床細胞データ交換規約」
HL7 Ver.2.5 に準拠した病理・臨床細胞部門における日本の実情に即した技術文書 (HIS と APIS とのデータ交換 (オーダ発行から報告書作成まで)) の仕組みを、組織診オーダ、細胞診オーダなど具体的な例を記載して解説)
④ 「JAHIS 病理・臨床細胞 DICOM 画像データ規約」
DICOM 規格書から病理・臨床細胞部門で取り扱う画像 (臓器マクロ、顕微鏡画像、WSI の構造に関して抽出した技術文書 　(標本の「識別・管理」についても記載)
⑤ 「JAHIS 病理診断レポート構造化記述規約」
病理・臨床細胞部門で発生する診療文書を CDA （Clinical Document Architecture) により記述した技術文書
これらの文書は、日本 IHE 協会、JAHIS のホームページから取得できる。（URL は、表 1 参照)

4. 標準化関連組織・団体

病理・臨床細胞領域に関連する標準化組織・団体等を**表 1**に示す。

5. 関連学会等

病理・臨床細胞領域に関連する国内外の学会等を**表 2**に示す。

（鈴木 昭俊)

表 1　標準化組織・団体等

海外

IHE（Integrating the Healthcare Enterprise）
http://www.ihe.net/

HL7（Health Level Seven）
http://www.hl7.org/

DICOM（Digital Imaging Communications in Medicine）
http://www.dicom.nema.org/

国内

日本 IHE 協会
IHE-J（Integrating the Healthcare Enterprise – Japan）
http://WWW.ihe-j.org/

一般社団法人　保健医療福祉情報システム工業会
JAHIS（Japanese Association of Healthcare Information Systems Industry）
http://www.jahis.jp/

日本 HL7 協会
HL7 Japan（Health Level Seven Japan）
http://www.hl7.jp/

表 2　国内外の学会等

海外

USCAP（United States and Canadian Academy of Pathology）
http://www.uscap.org/

ECP（European Congress of Pathology）
http://www.esp-congress.org/

国内

一般社団法人　日本病理学会
The Japanese Society of Pathology
http://pathology.or.jp/

公益社団法人　日本臨床細胞学会
Japan Society of Clinical Cytology
http://www.jscc.or.jp/

一般社団法人　日本遠隔医療学会
Japanese Telemedicine and Telecare Association
http://jtta.umin.jp/

日本デジタルパソロジー研究会
The Japanese Society of Digital Pathology
http://www.digitalpathology.jp/

7.3 病院情報システム・病理部門システムとの連携

1. はじめに

病理部門システムの導入事例が増えると共に、病院情報システムと連携して依頼情報、診断報告書（レポート）、会計情報の送受信をする施設が増えてきた。

本節では、まず病理部門システムについて説明した上で、病院情報システムとの連携、標準化への対応状況を述べる。

2. 病理部門システムの機能

病理部門システムの特徴は、到着確認、受付、標本作製過程の情報管理、専用容器（カセット、スライド）への ID 印刷、診断報告書（レポート）作成・送信、統計、標本貸出管理の機能を有することである。それぞれの機能の概要は以下の通りである。

(1) 到着確認

病理部門に届いた検体をオーダー番号により病院情報システムから受信した依頼情報と照合し、検体到着確認を登録する機能。

(2) 受付

到着確認と同時もしくは後のタイミングで病理部門の受付番号を採番してラベルを発行する機能。ラベルは、検体容器および一緒に届いた依頼書に貼付される。

(3) 標本作製過程の情報管理

標本作製過程で出るマクロ画像、マクロ所見、切り出し情報（切り出し図、ブロック数、等）、染色情報、等の各種情報を管理する機能。特に組織標本作製は時間がかかるため、進捗を入力・管理する機能を備えているシステムもある。

(4) 専用容器への ID 印刷

カセットやスライドのような専用容器に ID を印刷する機能。スライドは、ラベルを印刷してあとから貼付する場合もあるが、専用プリンターの普及で直接印刷する事例も増えてきている。カセットへの ID 印刷も同様である。ID は、目視確認できる数字のほか、二次元コード（QR コード、Data Matrix）やバーコードが用いられる。また患者名や臓器名、等を印刷することも多い。

(5) 診断報告書作成（レポート）・送信
　所見、診断、細胞診においては判定や分類を入力して診断報告書（レポート）を作成、印刷もしくは病院情報システムに送信する機能。顕微鏡画像を取得して診断報告書（レポート）に添付する機能を備えていることが多い。

(6) 統計
　病理部門内の統計処理を行う機能。検体数、ブロック数、標本枚数、等。

(7) 標本貸出管理
　ブロックやガラス標本の貸出を管理する機能。ブロックやガラス標本は、事実上永久保管のため、専門医に相談する際や臨床医が学会発表をする際、等に貸出の依頼がある。貸出の状況を管理するだけでなく、督促状を出力する機能を備えているシステムもある。

3. 病院情報システムとの連携

　病院情報システムとの連携にはいくつか種類があるが、主なのはオーダー連携、診断報告書（レポート）連携、会計情報連携である。それぞれの概要と特徴を以下に記載する。

(1) オーダー連携
　オーダー連携は、病院情報システムから依頼情報を受信し、到着確認情報を送信する機能である。依頼情報には、患者 ID、患者氏名、年齢（生年月日）、性別といった患者情報のほか、オーダー番号、依頼医、主治医（担当医）、診療科（依頼科）、入外区分、病棟、臨床診断、臨床経過、採取臓器情報（臓器名、材料名、採取方法、個数、等）や検査目的、シェーマ、等が含まれる。シェーマは、オーダー入力時に入力しにくいという理由で発行された依頼書に手書きされて病理部門に届く場合もある。その場合は、病理部門システムでスキャナ取込して、診断報告書（レポート）に添付される。
　また内視鏡検査にて生検を実施して病理診断を依頼するケースが多いため、内視鏡部門システムから直接オーダー連携することもある。

(2) 診断報告書（レポート）連携

　診断報告書（レポート）連携には、大きく分けて二つの方式がある。PDF ファイルや HTML ファイルや XML ファイルを病院情報システムもしくは統合レポート管理システムに送信する方式、病理部門システムの一部として WEB サーバーを立てて病院情報システムが参照する方式である。いずれの場合も、マクロ画像、切り出し図、顕微鏡画像やスキャンした依頼書画像を添付することが可能になっている。

　電子的に連携されるようになった結果、診断報告書（レポート）が未読のまま放置される問題が増加し、最近では未既読の管理ができる機能を備えるシステムも出てきている。

(3) 会計情報連携

　病理部門では、免疫染色（免疫抗体法）病理組織標本作製のように受付後に追加される会計情報がある。そのため、オーダー連携とは別のタイミングで会計情報を送信可能とする必要がある。検体採取してから数年後に追加されるケースでは、医事会計システムでの自動処理が困難で紙運用が必要になることもある。連携に際しては事前に関係者で入念に打ち合わせる必要がある。

4. 標準化への対応状況

　オーダー連携、診断報告書（レポート）連携、会計情報連携とも、国内において標準化に対応した事例はない。施設毎に異なる連携仕様を採用することも多々あり、連携の度に開発と連携テストに多くのコストとリソースを割いているのが現状である。

（近藤 恵美）

《文献》
　医療情報システム入門. 四訂版, 一般社団法人保健医療福祉情報システム工業会 JAHIS 編, 社会保険研究所, 2017.

7.4 モニタ観察の特徴と限界

1. はじめに

　近年、WSI システムを含むデジタル技術の進歩が著しい。近い将来、日常病理診断業務においても、ガラス標本と光学顕微鏡を用いる従来法からデジタル画像をモニタ上で観察する "デジタル病理診断" へ展開することが予測される。しかし、"デジタル病理診断" への不信感も依然として根強いものがある。デジタル画像はバーチャル（仮想）であって、光学顕微鏡で観察する"実物"ではない。両者間のギャップからくるこの不信感には、新しい方法への "不慣れ" も要因として含まれている。国立病院機構呉医療センター・中国がんセンター（以下、当センター）病理診断科（以下、当科）では、2013 年より従来法と併用して日常病理診断にデジタル病理診断法を用いており、新しい方法に慣れた上でその有用性に関して考察する。

2. Whole Slide Imaging システムと病理診断支援システム

　日常病理診断に使用する VMS として VS800（OLYMPUS、日本、未発売）を用いている。VS800 は OLYMPUS 株式会社と当センターが締結した共同研究契約の下、当センター臨床研究部内にそのスキャナーが設置されている。VS800 は、部分毎にデジタル撮影を行いつつ全体を合成するエリアセンサ方式を採用しており、帯状のスキャン画像を続けて全体を合成するライセンサ法よりも焦点精度に優れるといわれている"。VS800 を用いて 20 倍対物レンズで 20mm × 20mm 範囲をスキャンした場合の分解能は 0.37 μm であり、その場合の総画素数は約 31 億画素である。これらを JPEG または JPEG2000 形式で保存する。病理画像は対物× 40 レンズ（分解能 0.185 μm）でスキャンしている。病理診断用モニタには MDRC-2124（BARCO、ベルギー）を採用し、その解像度は 1920 × 1200 画素（1 画素約 270 μm）、コントラスト比は 1000：1 である。併用している病理診断支援システム（CNA-Net 病理検査システム、サクラファインテックジャパン株式会社、日本）で使用する 19 インチ型通常モニタの解像度は 1280 × 1024 画素（1 画素約 290 μm）、

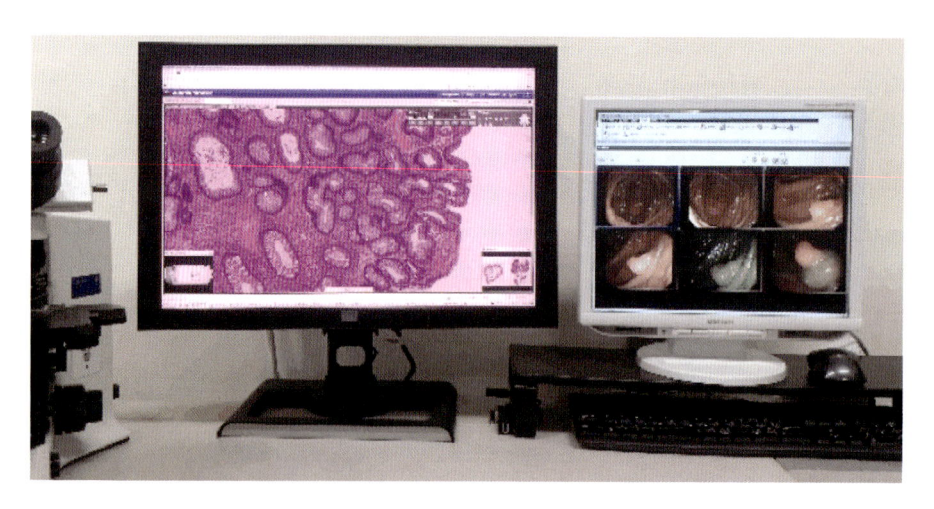

図1 "デジタル病理診断" 卓上モニタと光学顕微鏡

コントラスト比は 800：1 であり、電子カルテの文字情報や摘出臓器の肉眼像などの閲覧用に使用している。両モニタとも表示色は 1680 万色である。BARCO モニタでは、スキャンされた標本の全体像がルーペ像や弱拡大像から容易に把握され、また、デジタルズームを加えた対物約 x 60 までの強拡大画像では、細部の観察が可能である。画像展開速度が速く、残存像による障害はない。丁寧に取り込まれた生検標本によるテスト画像は、通常光学顕微鏡画像と遜色なしと思われた（**図1**）。乳癌生検・手術材料に対する免疫組織化学標本解析用の VMS には、NanoZoomer2.0-HT（浜松ホトニクス、日本）を用い、画像解析ソフト一体型 PC とともに乳癌病理診断に対する補助診断システムとして利用している。NanoZoomer2.0-HT はラインセンサであり、免疫組織化学標本を対物 x 20 レンズ（20mm × 20mm 範囲をスキャンした場合の分解能 0.46 μ m）でスキャンして自動解析している[2]。

3. デジタル病理診断 Routine Pathologic Diagnosis with Whole Slide Imaging

　有用性検討を2回に分けて行った。2013 年 10 月、当科に提出された生検・消化管 EMR/ESD 標本 166 例の HE 染色標本を x40 レンズ（VS800）で取り込み、BARCO モニタを用いて病理診断し、光学顕微鏡を用いた病理診断と比較した。全例がモニタ上で病理画像観察が可能であった。19 例（11.4%）では、画像の一部に焦点不良や画質解像度不足が認められたが、その範囲は標本辺縁やごく一部であり、診断上の支障にはならなかった

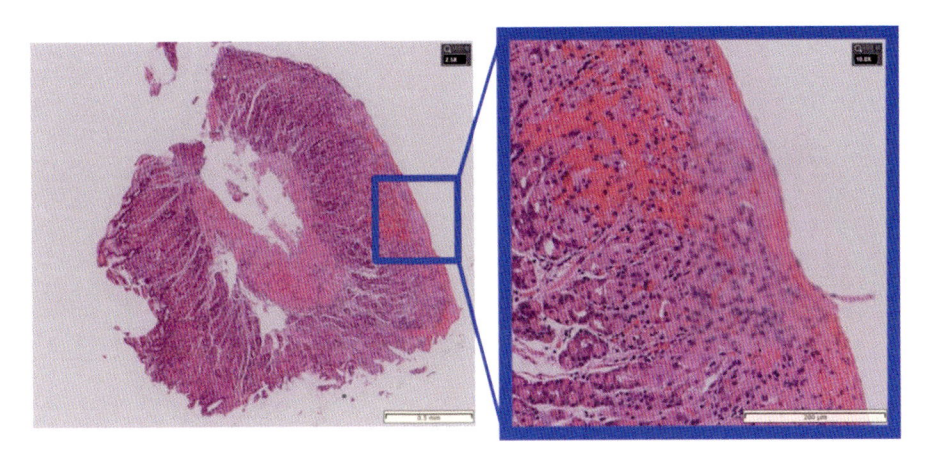

図2 "デジタル病理診断" モニタ上の胃粘膜生検画像。組織辺縁が焦点不良となっている。

（図2）。モニタ観察のみでは診断に至らなかった症例は13例（7.8%）であり、そのうちの約半数となる7例（4.2%）では、光学顕微鏡を用いても診断が困難で追加検討が必要であった。標本全体的にやや焦点不良や観察しにくさが感じられたのは、骨髄や子宮内膜、膀胱 TUR 標本であり、切片が厚くなっていた可能性が疑われた。また、核分裂像評価は、しばしば困難さが感じられた。以上の結果を受けて、以降の "デジタル病理診断" では、それらの臓器を診断対象から外した。2014年12月に2度目の検討を行った。当科に提出された生検標本及び EMR/ESD 標本の中から骨髄、子宮内膜と膀胱 TUR 標本を除いた223例を対象とした。モニタ観察から確定診断されたのは206例（92.4%）であった。臓器別には、食道（15例、100%）、皮膚（20例、100%）、子宮頸部（12例、100%）、結腸及び直腸（36例中35例97.9%）、胃（67例61中例91.0%）などであった。確定診断できなかった理由は、切片不良1例、切片がやや厚くて細胞異形度評価困難1例、特殊染色などの追加検索必要5例であった。

4. 考察

WSI システムの利点として、ガラス標本を携帯する必要がない、画質の劣化が起こらない、任意の倍率で観察が可能である、モニタやソフトウェア等があれば診断する場所を選ばない等があげられており、すでに遠隔病理診断、症例検討会や病理学教育での利用が進んできている[7]。これらの利点に加えて "デジタル病理診断" では、モニタ画面でルーペ像などの弱拡大像を一望できることが大きな利点としてあげられる。組織弱拡大像を一

望することで、全体像の把握と特徴となる部位の把握を行いやすい。この利点を得るためには、WSI スキャナの分解能が小さく、また、モニタの解像度とコントラストが高くて弱拡大像でもかなり細かなところまで観察できる画質が必要である。我々が用いているVS800 と MDRC-2124 の組合せは、良い標本を丁寧にスキャンした画像を観測するうえでは通常光学顕微鏡観察と遜色ない。しかし、実際の日常観察では前述したように一部に焦点不良、解像度不足や観察しにくさが経験された。このことが日常業務に"デジタル病理診断"を取り入れることの問題点である。ホルマリン固定状況、切片の薄切状態やガラス標本上での伸展状態が種々異なる標本を連続スキャンする日常業務では、それらの違いが焦点不良、解像度不足の原因となってしまう。この標本作成における不揃いが、"デジタル病理診断"が公的に認可されない要因となっていることが報告されている[3, 4]。一方、病理診断は、必ずしも最適な標本を要求しない。一部不良な部位があっても、それが診断に影響を与えない範囲であれば、残りの画像を用いて病理診断が可能である。実際、それらの画像においても前述したように光学顕微鏡と同等の診断が多くの症例で行われた。ただし、全体的に焦点が緩く解像度不足となると正確な診断が下しにくくなる。検討した生検の範囲では、骨髄、子宮内膜と膀胱 TUR 標本といった断片状検体で切片が厚くなりやすい検体が焦点不良となりやすく、現時点の"デジタル病理診断"には不向きである。

　大量の情報が扱える WSI 画像は、適切な画像解析ソフトを組み合わせれば、目視判定と同等な画像解析が可能である。当科では、乳がんの Ki67 指数、ER/PgR 陽性率など自動判定しており、客観性と再現性に富むデータの有用性は極めて高い[2, 5]。また、光学顕微鏡レンズを通して目の動きだけで観察する画像と大画面全体を一望する画像では、観察者から画像までの距離感や画質感が異なる。弱拡大像から得られる情報が格段に多くなる"デジタル病理診断"では、病理診断の思考過程が従来とは異なっていく可能性も考えられる。今回の報告は一施設内での経験から考察したものであるが、多施設が同時利用するシステムとなった場合は、WSI スキャナの分解能、モニタ解像度や色調などに対する様々な基準も設けられなければならない[3, 6]。

（谷山 大樹、谷山 清己）

《文献》

1) 谷山清己, 斎藤彰久, 倉岡和矢. ヴァーチャルマイクロスコピーを用いた病理診断. 医療機器学. 2010; 80: 325-331.

2) 田中美帆, 倉岡和矢, 坂根潤一, 児玉陽子, 西村俊直, 谷山清己・他. 自動画像解析ソフトとバーチャルマイクロスコピーを用いた乳がん免疫染色解析自動化の検討. 臨床病理. 2012; 60: 206-211.

3) Yagi Y. Color standardization and optimization in whole slide imaging. Diagnostic pathology. 2011; 6 Suppl 1: S15.

4) Lange H. Digital Pthology. LABMEDICINE. 2011; 42: 587-591.

5) Kuraoka K, Taniyama K, Tanaka M, Nakagawa Y, Yasumura N, Toda T, et al. Auto-Analysis for Ki-67 Indices of Breast Cancer Using Spedified Computer Software and a Virtual Microscopy. J Analytical Oncology. 2014; 3: 88-93.

6) Cornish TC, Swapp RE, Kaplan KJ. Whole-slide imaging: routine pathologic diagnosis. Advances in anatomic pathology. 2012; 19: 152-159.

7.5 病理診断支援技術の開発動向

1. はじめに

　コンピュータによる診断支援（Computer-aided Detection/Diagnosis; CAD）技術はデジタル化の普及が早かった放射線医学分野において先行して発展し、マンモグラフィやX線CT、MRIなどで実用化されている[1]。病理分野では、いち早く細胞診において Hologic社の ThinPrep[R][2] と BD社の FocalPoint™ Imaging System（旧 AutoPap）[3]などの自動スクリーニング装置が多くの医療機関へ導入され、国内外の論文誌などで精度や有効性について報告されている[4]。しかし、組織の広がりや構造などに基づく複雑な判定を必要とする組織診断をコンピュータが支援できるようになるまでには、処理能力の向上や、画像処理および機械学習に関する研究の発展を待たねばならなかった。そして現在、1980年代後半からのテレパソロジーに関する様々な取り組みや、2000年代におけるWSIシステムの普及を経て、国内外の研究機関でCAD技術に関する研究が盛んに行われ始めている。本節では、病理CAD技術に関する最新の研究開発の動向について述べる。

2. 病理分野におけるコンピュータ診断支援技術

　一般的な病理CAD手法は、(1) 病理画像から不要なノイズを取り除いたり扱いやすく変換したりする「前処理」、(2) 見え方という主観的な情報を客観的・定量的な数値として表現するための「特徴抽出」、(3) 定量化されたデータに基づいて異常の検出や病変の推定を行う「識別」の3ステップで実行される（図1）。人間の眼や判断能力は大変優秀であるため、標本の厚さや染色状態などに少々のバラツキがあっても正しく診断できるが、コンピュータにとって、様々な品質の標本から細胞質と核の領域を正確に見分ける事だけでも難しい。そのため、技術要素のごく一部として図1に挙げた項目の一つ一つがチャレンジングな研究課題であり、それらを適切に組み合わせて高性能な病理CADシステムを実現することは高度に先端的な研究テーマであると言ってよい。

　現在、最もよく知られている病理診断支援システムはNEC社の e-Pathologist[R] であろう[5]。技術の詳細については公表されていないが、同システムに搭載される病理CADソ

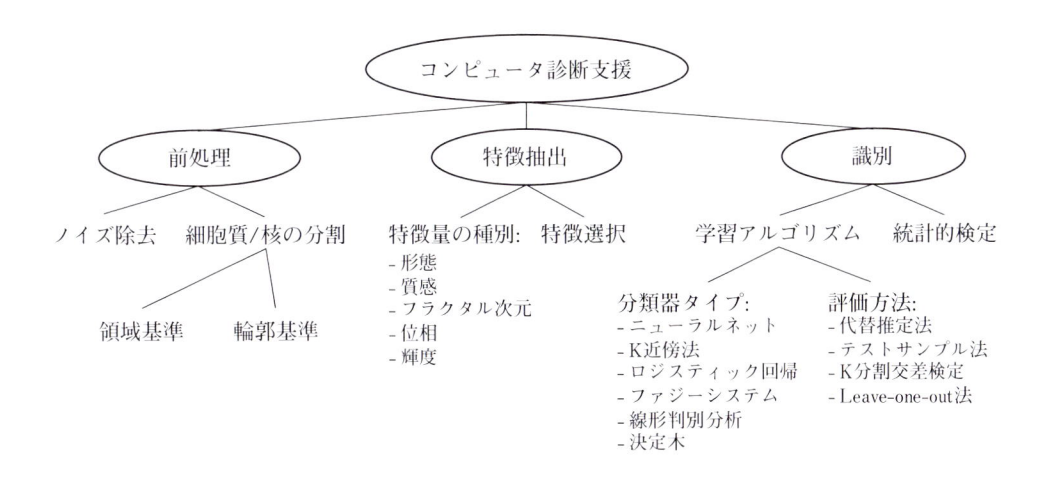

図1 病理 CAD に関する研究開発の動向（文献 [7] の掲載図を元に作成）

フトウエアは、同社独自の機械学習アルゴリズムにより、核の形状や色、細胞の並び方などの形状特性に基づいて、がんの疑いのある領域を高い精度で検出する。同社の Web サイトやプレスリリースには、胃生検と大腸生検に対応していることや、WSI システム機器メーカーや検査会社と連携して事業を進めていることが公表されている [6]。いち早く製品化に成功した世界的有名企業として、医療現場への病理 CAD の普及や市場拡大など、医療ソフトウエア産業を牽引する役割が期待される。

東京工業大学では、慶應大学医学部や NEC 社と連携し、肝臓の組織標本における肝細胞索構造の異型を検出・評価することを目的として、類洞などの形態的特徴を定量化する技術について研究開発を進めている [8]。また、一般的な RGB 三原色よりも多くの波長帯域を使って取得された色情報を用いて、染色のバラツキの補正や、ある染色法で作成した標本の画像から別の染色法で得られる画像を作り出すデジタル染色に関する研究も行われており [9]、染色状態が標準化されれば病理 CAD の精度向上に大変効果的であろう。

産業技術総合研究所では、独自の特徴抽出技術に基づくパターン認識手法を用いた病理 CAD を東邦大学医療センター佐倉病院と連携して研究開発するだけでなく、内視鏡診断支援 [10] や乳腺超音波 CAD [11] にも展開している。本手法では、異常（がん）ではなく正常な組織の性質を機械学習により覚え込ませ、異なる性質を持つ画像を「正常ではない≒異常」として検出するという、他のほとんどの手法とは全く逆のアプローチを採用しており、未定義あるいは未学習の異常でも見落としを抑制する効果が期待される。また、組織や細胞、核の輪郭を精密に抜き出す必要のない特徴抽出法を用いているため計算量が少なく、ノートパソコン程度の装置でも処理が非常に速いという強みがある。18 名の患者から取得された 600 枚以上の胃生検画像の中から感度 93% かつ特異度 92% の精度でGroup1 と 5 を分類可能であった事が報告されている [12]。

その他にも、慶應大学では、核細胞質比、核の大ききや円形度、腺管の密度や、大きさ形状などの情報を元に機械学習手法を適用し、胃生検画像を 83% から 96% の精度で Group1、3、5 の 3 グループに分類することに成功した[13]。大阪大学では、がん組織における細胞の無秩序な増殖により周囲の組織が圧迫されて細胞の形態が不安定になっている状態を、数学における位相幾何学的な概念に基づいて検出する手法を開発し、大腸がんの検出に応用可能である事を示した[14]。

海外でも数多くの病理 CAD 研究が行われている[15]。トルコ Bilkent 大では、大腸の病理組織画像における腺を構成する核と空隙の配列状況を数値化し、事前に設計しておいたデータベースと照合する手法を開発し、約 92% の精度で重症度高／低／正常の 3 段階に分類できることを示した[16]。米国 Rutgers 大では前立腺を対象とした病理 CAD に関する研究が行われており、細胞の隣接関係や形態的性質、標本表面の質感に関する性質を数値化（特徴抽出）して機械学習手法により分析することにより、Gleason 分類におけるグレード 3 の組織と間質との識別に 93% の精度で成功した[17]。同じく米国の Texas 大でも前立腺を対象として、ウェーブレット変換及びフラクタル解析という数学的手法を用いることで、Gleason 分類に従って 95% の精度で識別できたと報告されている[18]。

3. おわりに

本節では、病理診断支援技術に関する国内外における最新の研究開発動向について簡単に説明した。クラウドなどの情報通信技術や、多層神経回路網モデルによる機械学習技術（いわゆる深層学習 (deep learning)）に代表される人工知能（Artificial Intelligence; AI）の進歩に伴って、今後も淀みなく着実に発展してゆくであろう。数年以内には診断医の業務負荷低減に寄与できる技術レベルに達する可能性は充分に高いので、病理 CAD システムが多くの医療機関に導入され、高度な医療を患者に提供するための手段として活用されることを期待する。

補遺

ここまでの文章は 2015 年 1 月に執筆されたものであるため、2017 年の状況を簡潔に加筆する。

当該分野における近年の最も大きなトピックと言えば、人工知能、特に深層学習の爆発的な進展であろう。PubMed や arXive などのデータベースに収録、あるいは医工学系の

主要な国際会議にて発表された研究のうち、深層学習に基づく医用画像解析に関する論文数は、2014 年までは年間 10 件未満であったところ、2016 年は 200 件以上となり、2017 年もこれを上回るペースで増え続けている[19]。分野別にみると病理画像に深層学習を適用した事例が最も多く、臓器の領域分割や、細胞核領域の抽出、病変の検出や分類、色の標準化などで利用されている。今後も、様々な新しい機械学習手法が提案され、診断支援の分野における人工知能技術の活用シーンの拡大は続くものと予想される。

　国内では、日本病理学会による「AI 等の利活用を見据えた病理組織デジタル画像（P-WSI）の収集基盤整備と病理支援システム開発」が、日本医療研究開発機構（AMED）の臨床研究等 ICT 基盤構築・人工知能実装研究事業に採択されたことが大きな話題となっている[20]。本プロジェクトでは、病理組織デジタル画像を全国規模で収集する情報基盤を構築し、人工知能技術を活用した診断支援ツールを開発することが、目標として掲げられている[21]。ここで得られた研究成果により病理診断の質の向上し、病理医や検査技師の負担軽減が図られるだけでなく、構築された情報基盤により収集されたデータを活用して人工知能研究が加速し、病理診断支援技術が一層発展することが期待される。

（坂無 英徳）

《文献》

1) 藤田広志，"医療画像のコンピュータ支援診断，"システム / 制御 / 情報 , vol.51, no.10, pp. 433–438, 2007.

2) Hologic ThinPrep, http://hologic.co.jp/gene-cytology/thinprep/, 2015/1/31 現在 .

3) BD FocalPointTM Imaging System, http://www.bdj.co.jp/cytology/products/focalpoint.html, 2015/1/31 現在 .

4) Angelique W. Levi, Philip Galullo, Kristina Gordy, Natalia Mikolaiski, Kevin Schofield, Tarik M. Elsheikh, Malini Harigopal and David C. Chhieng, "Increasing Cytotechnologist Workload Above 100 Slides per Day Using the BD FocalPoint GS Imaging System Negatively Affects Screening Performance," American Journal Clinical Pathology, vol.138, no.6, pp811-815, 2012

5) 小掠真貴 , 齋藤彰 , "癌診断支援のための病理画像解析システム ," 病理と臨床 , vol.24, no.4, pp.411–415, 2006.

6) 病理画像解析システム e-Pathologist（R）, http://jpn.nec.com/bio/products/index.html（2015/1/30 現在）.

7) C. Demir and B. Yener, "Automated cancer diagnosis based on histopathological images: a systematic survey," Technical Report, Rensselaer Polytechnic Institute, Department of Computer Science, vol.5, 2005.

8) 山口雅浩 , 長橋宏 , 坂元亨宇 , 橋口明典 , 齋藤彰 , 小林直樹 , "定量的病理診断に向けた病理画像解析技術，"電子情報通信学会論文誌 , vol.96, no.4, pp.782–790, 2013.

9) 橋本典明 , 村上百合 , 山口雅浩 , 大山永昭 , "マルチスペクトル画像を用いた H 単染色

標本からのディジタル H&E 染色とその応用，”電子情報通信学会論文誌，vol. 96, no.4, pp.844–852, 2013.

10) Hirokazu Nosato, Hidenori Sakanashi, Eiichi Takahashi and Masahiro Murakawa, "An Objective Evaluation Method of Ulcerative Colitis with Optical Colonoscopy Images based on Higher Order Local Auto-Correlation Features," Proc. of 11th IEEE International Symposium on Biomedical Imaging（ISBI），pp.89-92, 2014.

11) 山﨑優大，野里博和，岩田昌也，高橋栄一，何森亜由美，岩瀬拓士，坂無英徳，"錐制約部分空間法における正常データの確率密度推定に基づく異常検出，"情報処理学会論文誌 数理モデル化と応用（TOM），vol.8, no.1, 2015.

12) Jia Qu, Hirokazu Nosato, Hidenori Sakanashi, Eiichi Takahashi, Kensuke Terai and Nobuyuki Hiruta, "Computational cancer detection of pathological images based on an optimization method for color index local auto-correlation feature extraction," Proc. of 11th IEEE International Symposium on Biomedical Imaging（ISBI），pp.822-825, 2014.

13) 田中敏幸，画像計測による医療診断支援システム，精密工学会 画像応用専門委員会報告，vol.29, no.2, 2014.

14) 中根和明，Marcio Gamerio，鈴木貴，松浦成昭，"位相幾何学的手法に基づくアルゴリズムによる癌病変組織部抽出法の開発，"日本応用数学会論文誌，vol.22, no.3, pp.97–108, 2012.

15) Clara Mosquera-Lopez, Sos S. Agaian, Alejandro Velez-Hoyos and Ian Thonpson: Computer-aided prostate cancer diagnosis: principles, recent advances, and future prospective, Computer-Aided Cancer Detection and Diagnosis: Recent Advances, Jinshan Tang and Sos S. Agaian, eds., pp.229-268, SPIE, 2013.

16) Erdem Ozdemir and Cigdem Gunduz-Demir, "A hybrid classification model for digital pathology using structural and statistical pattern recognition," IEEE Transactions on Medical Imaging, vol.32, no.2, pp.474-483, 2013.

17) S. Doyle, M. Hwang, K. Shah, A. Madabhushi, M. Feldman, and J. Tomaszeweski, "Automated grading of prostate cancer using architectural and textural image features," Proc. of 4th IEEE International Symposium on Biomedical Imaging（ISBI），pp.1284–1287, 2007.

18) A. Almuntashri, S. Agaian, I. Thompson, D. Rabah, O. Zin Al-Abdin, M. Nicolas, "Gleason grade-based automatic classification of prostate cancer pathological images," Proc. on 2011 IEEE International Conference on Systems, Man, and Cybernetics（SMC），pp. 2696 - 2701. 2011.

19) Geert Litjens, et al., "A survey on deep learning in medical image analysis," Medical Image Analysis, vol.42, pp.60-88, 2017.

20) がん大国白書／第 5 部 生きる力に／その 1 AI が病理診断　専門医不足カバー，毎日新聞 2017.3.21, 朝刊，1 面，東京．

21) 日本病理学会，AMED：平成 28 年度「臨床研究等 ICT 基盤構築研究事業」について（プレスリリース），http://pathology.or.jp/news/whats/news-170202.html, 2017.

7.6 地域病理診断ネットワークの形成と運用

1. はじめに

　ものや情報を残したり、その情報を処理する手段としてのコンピュータと、それら情報を伝達する技術が結合した「情報コミュニケーション技術（ICT）」なるものが近年急速に進歩、発展してきた。この技術は、いろいろな分野で用いられ、人と人とのつながりの中で互いに必要、有益なるものを効率的に流通させることに役立っている。今や、この技術は医療界にも導入され、医療の在り方さえも変えようとしているのが現状である。

　病理診断は、臨床において確定診断となるものでありながら、病理診断に従事する病理医の数は少なく、その業務量は多い。この分野にも ICT を導入し、業務の簡素化のみならず、病理診断の質の向上や迅速返却を求めるイノベーションが必要である。本項では、滋賀県で行っている地域病理診断ネットワーク（通称、さざなみ病理ネット）の現状を紹介する。

2. ネットワークとは

　ネットワークとは、本来英語で"網"を意味する言葉である。つまり、複数の要素が互いに連結し網状の構造体を形成したものである。ネットワークを形成する各要素をノード、これらを連結することや連結するものをリンクという。ノードの最終対象は人であるが、それは機器を通して与えられ、機器を含めた回線網で繋がることになる。つまり、ネットワークには、人的なものと物理的なものがある。そして、人が作るネットワークには、目的がある。この目的に応じた機器やネットワークの組み方が必要になる。

3. さざなみ病理ネット構築の目的

　地域病理診断ネットワークの最終目的は、質の高い病理診断を臨床医に速く返却し、患

者に安心安全な医療を受けて貰うことにある。そして、病理医不足に対処するために県全体を網羅する病理診断体制を構築しようとするものである。そのためには、志の高い他都道府県の病理医との連結や、一時離職病理医の参加や支援のできやすい体制でなければならない。これらの目的を達成するために、ICT を利用し、病理業務の簡素化、省力化を図り、得られた余力を相互支援に充て、いつでも参加できる体制を作る。さらには、この体制を支えてくれる病理検査技師の育成を図ろうとするものである。

4. さざなみ病理ネットの構築の仕方

　人的ネットワーク：本ネットワークには、①依頼元病院の臨床医および技師と依頼先である病理医（単独ないし複数による）を結ぶもの、②病理医間を結ぶもの、③細胞検査士間を結ぶもの、がある。対象は、術中迅速診断、通常病理診断、コンサルテーション（正式なものおよび意見のみのもの）、コンパニオン診断、教育資料提供と研修である。したがって、基盤となる"ノードとノードを結ぶ物理的ネットワーク"の上で、目的に応じて各要素(依頼元と依頼先)がその都度リンクされ、"人的ネットワーク"が形成されることになる。
　物理的構成：普及のし易さに重点を置いた。本システムは、web アプリ（3 層型アーキテクト）をベースとし、連携する WSI システムにも専用アプリのインストールを排する連携仕様を策定した。本ネットワークは、厚生労働省のガイドラインに準拠し、第一期を閉域網、第二期を滋賀県医療用共通基盤「びわ湖メディカルネット」の利用という形で展開している。第二期からは衛生検査所を対象に加え診療所へのインターネット VPN による展開も可能となった。本利用環境は、標準的なクライアント PC、プリンタ、スキャナ、バーコード用プリンタおよびリーダーを標準装備とし、デュアルモニタを推奨とする。ただし、結果の閲覧だけであれば、シングルモニタのクライアント PC のみでも利用できる。

5. さざなみ病理ネットにおける使用システムの特徴と構成

　さざなみ病理ネットで使用しているシステムは、病理診断レポーティングシステムおよび遠隔病理ポータルとしての WebPath-ASP Edition（正晃テック株式会社）と、画像参照用 WSI システム（各社）との連動によって成り立っている。利用者は職責によって必要な機能の利用権限を得たのち、情報開示病院に許可（依頼）されて、初めて診療情報へのアクセス権を得る。WebPath の依頼情報と各施設の WSI 情報はシングルサインオンに

てシームレスに連動する。テキスト情報と静止画像（スキャナ、デジタルカメラ等）はWebPath に保存されるが、各施設にある WSI データの収集および蓄積は行わない。技師負担軽減を考慮し ID 発番は誤入力を防ぐバーコードとした。各施設に係る目的別統計・検索機能も備え、診断料請求なども事務的に支援する。

　依頼元（技師操作）と依頼先（医師操作）の画面構成は、利便性を考慮して異なるものであるが、操作・説明などの複雑化を招いたため反省点でもある。また WSI の起動後、サムネイルへのマウス操作（移動・拡大縮小など）を全体画面に反映させる機能は、各社とも専用アプリでは実装済みだが、web ブラウザベースでは機能面で劣る例もあった。これに対応することで実際の顕微鏡に似た操作性を実現させたのは本事業の大きな成果である。こうしてシステム上で作成された病理診断や所見は、登録ボタンを押すと同時に、報告書として依頼元施設へ開示される。複数の病理医が、同時にしかも独自に画像を操作し観察することが可能で、そうした同時診断を支援するチャット機能を有している。もちろん別時間に観察することもできるため、二人以上の病理医が議論を重ねた上での総意診断とすることもできる。

6. さざなみ病理ネットの現状と将来像

　現在、図1の左半分のように、依頼施設、診断施設13施設が参加している。将来的には、衛生検査所の病理検体を取り扱い、診断をこのネットワークを介して診療所や病理医のいない病院へ直接返却することで、1 週間や 10 日かかっていた診断返却を 3 日程度に短縮できればと考えている。また、専門病理医グループによる中央病理診断に利用したり、一

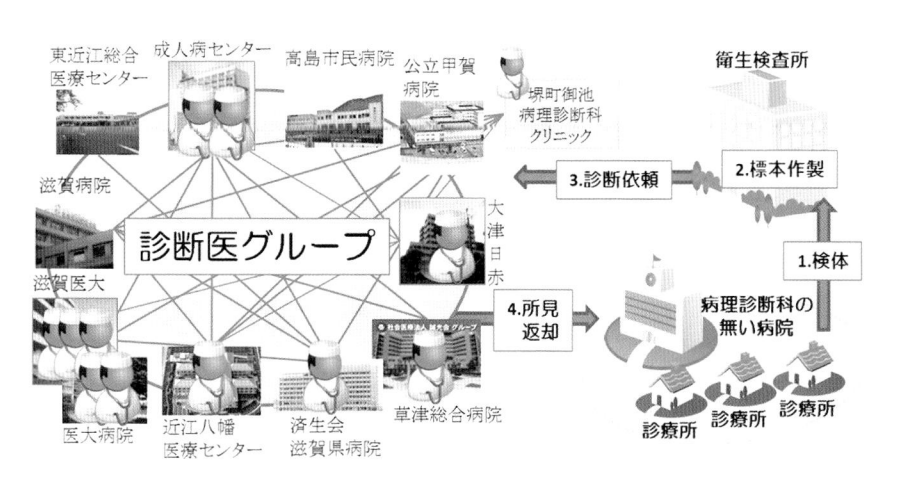

図1　さざなみ病理ネット：現在の参加施設と将来像

時離職や定年退職病理医の参加や教育支援を行えればと考える。

7. さざなみ病理ネットの構築と運営

　本ネットワークの創設時には、滋賀県健康福祉部、病院事業庁、滋賀県立成人病センターの指導の下行われ、機器整備事業に関しては国や県からの補助を得て行われてきた。しかし、本来この事業は自立し運営していけるものであり、またそうあるべきものでもある。運営に必要な費用は、参加施設からの回線使用料、保守運営費から賄われるが、参加施設が多くなればその費用は少なくなるようにしている。

　運用項目の中には保険請求ができないものもある。例えばコンサルト（相談）機能は保険外行為であるが、有料の正式コンサルト行為については診療報酬制度を参考に価格を設定した。このように、運用に当たっては、きちんとした規約、運用方法に関するマニュアルを作っている。

（真鍋 俊明）

《文献》
1) 真鍋俊明. 遠隔病理診断ネットワークによるコンサルテーションの実践. 病理と臨床 2013; 31（12）: 1299-1307.
2) 真鍋俊明, 笹田昌孝. 滋賀県における全県型遠隔病理診断 ICT ネットワーク事業の紹介. KICC Spring issue 10（近畿情報通信協議会）2013 年 3 月 ; pp.11-20
3) URL: http://i-path.jp/wp-content/uploads/2015/01/operational_guidelines.pdf

8 付録

8.1 テレパソロジー運用ガイドライン

1. ガイドラインの必要性と目標

　テレパソロジー（telepathology: 遠隔病理診断）とは、画像を中心とした病理情報を電子化し、種々の情報回線を通じて他地点に伝送し、空間的に離れた2地点、または多地点間で、狭義には病理組織や細胞診の診断およびコンサルテーションを、広義には診断のみならず、教育、研修、学会活動など、病理の諸活動を行うことを言う。

　テレパソロジーは旧厚生省の通達により、「対面診療を規定した医師法第 20 条との関連の問題は生じない。」とされ、既に法律的に認められた医療行為となっている。また条件付き乍ら、術中迅速遠隔病理診断に対しては保険適用が為されている。現在までに報告された遠隔病理診断、遠隔細胞診の診断成績は、直視下の診断と較べて大きな遜色のないものであり、テレパソロジーは地域医療に対して大きな貢献をして来たが、顕微鏡直視下の診断と較べた場合に、単位時間に処理出来る画像情報量に一定の限界が存在し、かつ使用システムによって診断者の観察視野選択の自由度に関して一定の制限が存在することは事実である。従って、安全で有効、かつ責任の担えるシステム運用を達成する為には、適切なテレパソロジーの機器使用とシステム運用を解説するガイドラインの作成が望まれた。

　これらを踏まえて遠隔病理診断・細胞診断の実施に当たっては、対象となる患者に対して、テレパソロジーの有用性と限界について主治医から適切なインフォームドコンセントを行う必要がある。

　テレパソロジー機器の性能や使用回線の伝送能力は絶えず向上するものである。また病理診断・細胞診断を巡る社会情勢も絶えず変化して行くものと考えられる。従ってそれら変化によってテレパソロジーシステムの運用法も絶えず影響を受けるものであるから、本ガイドラインの内容も時代変化に適合させるべく、絶えず見直しがなされるべきものである。

2. 総論的事項

(1) 遠隔病理診断、遠隔細胞診断は、それに参加する医療スタッフが空間的に離れていても、意思疎通良好な単一の医療チームとして機能することが求められるチーム医療で

ある。

(2) 遠隔病理診断、遠隔細胞診断に参加する医療スタッフは、相互の良好な意思疎通をはかる為の環境を整備しておかねばならない。具体的には速やかに応答可能な電話、ファックス、電子メールなどの通信手段を相互に確保すること。良好な人間関係を保持することなどが含まれる。

(3) 遠隔病理診断、遠隔細胞診断に直接関与する医療スタッフとして、1) 診断依頼者としての主治医、2) 診断依頼側施設で標本作製および診断画像の採取・伝送を担当する病理技師、および、3) 遠隔診断受諾者としての病理医（細胞診断医）が含まれる。

(4) 使用する遠隔病理診断システムが同期型の場合、あるいは非同期型であっても即時の診断応答を求める使用法を予定する場合は、遠隔診断は原則として予約確認制で実施する必要が生じ、参加する医療スタッフ全員の事前のスケジュール調整が求められる。

(5) 使用する遠隔病理診断システムが非同期型の場合、診断依頼側は診断側に対して診断・コンサルテーションの希望内容・条件を伝え、その受諾の可否を事前調整する必要がある。診断・コンサルテーションが受諾された場合、診断画像の送受信の確認が取れることが望ましい。

(6) 遠隔病理診断・細胞診断の依頼主治医は、診断の依頼にあたって、基本的患者情報、臨床情報の要約を遠隔病理診断医に伝える義務がある。

(7) 遠隔病理診断依頼施設の担当病理検査技師は、主治医の依頼と指示、および必要に応じて遠隔病理医との協議・依頼・指示のもとで、良好な標本作製を行い、遠隔診断病理医の求めに応じた画像伝送、またはシステムの起動と標本の搭載を行う。

(8) 遠隔病理診断医は、能動システム、受動システムの別に拘わらず、診断情報に不足を感じた場合には診断依頼側施設の主治医および担当病理検査技師に標本または画像の追加を求めて診断を行う。

(9) 業務としての位置付けをする遠隔病理診断・細胞診断の実施にあたっては、関係施設間、または関係者間で文書による遠隔診断・コンサルテーション委託契約を締結することが求められる。

(10) 上記契約の中には、遠隔診断関与者、その業務分担と責任、作業手順、システムの保守・管理・維持、およびシステムの導入整備、運用に関わる費用負担に関わる事項が含まれることが必要である。

(11) 遠隔診断で用いた画像の全て、または診断の決め手となった代表的画像の抜粋については、適切な記憶媒体に保存し、必要に応じて再生可能な状態としなければならない。

(12) 遠隔病理診断・細胞診断にあたり、診断の前および後ともに、診断関係者全員が患者情報の保護について義務と責任を負うものとする。特にインターネットを用

いたテレパソロジーでは、特別のセキュリティーの方策を講じない限り、直接患者の特定につながる情報をネット上で扱ってはならない。一方ファックスは患者情報が比較的保護され得る古典的方法である。またセキュリティー目的で行われる患者の匿名化と解読の過程では、患者情報の取り違えが起こる危険性を潜在的に孕むが、患者と画像の同一性については、繰り返し万全の注意を払ってこれを確認しなければならない。

3. 術中迅速遠隔病理診断・コンサルテーションの環境整備と具体的手順
（遠隔操作型自動化顕微鏡使用能動診断システムを用いた場合）

3.1 診断依頼側病院におけるテレパソロジー実施の基本環境の整備

1) 診断依頼側としてテレパソロジーを責任担当出来る医療チームを構成すること。具体的には；
  (1) 使用するテレパソロジー機器について、充分な基礎知識と基本操作技術を持った、医師および技師を配置すること。
  (2) 病院内に迅速凍結切片標本および迅速細胞診の標本作製の機器整備が適切に行われ、かつ迅速凍結切片標本および迅速細胞診の標本作製技術をもった検査技師を配置すること。
2) テレパソロジーの円滑な運用の為に、テレパソロジー担当者に次の連絡手段を確保すること。
  (1) 患者情報の秘守が保証され、かつ速やかな応答が可能なファックス
  (2) テレパソロジー用に常時速やかに応答し得る電子メール
3) 遠隔病理診断・コンサルテーションに参加する医師、技師、および遠隔診断病理医の三者の良好な意志疎通を常に保持すること。

3.2 遠隔診断実施の具体的手順

1) 遠隔病理診断・コンサルテーションを依頼する病院（以下依頼側施設）は、遠隔病理診断・コンサルテーションの必要が発生した都度、直ちにその旨を、診断受託側施設（以下受託側施設）に伝え、両者の事前協議による日程および時間調整を経て、遠隔病理診断の実施を予約する。
2) 事前予約により実施の決まった遠隔病理診断・コンサルテーションに対して、診断依頼側施設、診断受諾施設双方の関係者は、その日時に合わせて、遠隔診断の実施に対して充分な態勢を整える。

3) 診断依頼側施設の主治医は、予定される遠隔診断症例の臨床情報の要点、提出予定検体の臓器種別、提出個数、および遠隔診断の目的を、診断受諾施設の担当病理医に事前に伝えることを義務とする。

4) 診断依頼側施設の主治医または検査技師は、遠隔病理診断あるいは遠隔細胞診断用の検体が提出された時点で、「検体が提出され、これから標本作製に取りかかること」を、診断受諾側施設の担当病理医に電話で伝える。

5) 4) を受けた診断受諾側施設の担当病理医は、直ちに遠隔診断受信用システムを立ち上げ、診断画像情報の受信に対して待機する。

6) 診断依頼側施設の担当検査技師は、遠隔病理診断用の組織標本または細胞診標本を作成後、直ちにそのスタート画像を取り込み、患者基本情報とともに診断受諾側施設の担当病理医宛て、送信する。

7) 6) の送信情報を受信した診断受諾側施設の担当病理医は、顕微鏡遠隔操作により診断を進める。また必要に応じて診断依頼側施設の主治医または同担当技師に、患者または検体情報の追加を求める。

8) 診断受諾施設の担当病理医は、7) で得られた診断過程と結果を、音声情報で直接主治医に伝えるとともに、診断依頼側および診断受諾側施設双方で同期・共有するコンピュータ画面上に、決め手となった診断画像情報を提示し、かつ診断結果を文字情報に表して、確実に主治医に伝えることとする。

9) 診断依頼側施設の担当検査技師は、遠隔診断が終了後、用いた組織切片標本または細胞診標本を、速達または宅急便などの速やかな方法により、遠隔診断を行った担当病理医の元へ届けることとする。

10) 遠隔病理診断を担当した病理医は、9) で送られた組織切片標本または細胞診標本を受け取り次第、直接顕微鏡下にこれらを観察し、再度診断を行い、遠隔診断の正誤を判定する。

11) 10) において遠隔診断に誤りがあったことが判明した場合は、そのことを遅滞なく診断依頼側施設の主治医に伝え、正しい診断結果を改めて伝えることとする。

12) 遠隔病理診断の結果は、観察した画像情報の全てとともに、適切な電子媒体に保存記録し、必要な場合には直ちに再生出来るようにする。

13) 診断依頼側施設のテレパソロジー関係者と、診断受諾側施設のテレパソロジー担当病理医とは、定期的に直接対面の会合を持ち、内外のテレパソロジーに関する諸問題の情報を共有し、テレパソロジーのより良き運営方法と活用法を検討する。

2005 年 8 月 27 日
第3回日本テレパソロジー研究会（現、日本デジタルパソロジー研究会）（三重）にて承認

8.2 テレサイトロジー運用ガイドライン

1. はじめに

(1) ガイドライン作成の経緯

　細胞診（cytology）は、使用される技術および診断手続きなどが、病理組織診断の場合とは異なる点が少なくない。従ってこれを遠隔で行うテレサイトロジーも、組織を対象としたテレパソロジーとは異なった側面を有するものである。テレパソロジーの運用ガイドラインは、2005 年 8 月に、日本テレパソロジー・バーチャルマイクロスコピー研究会（旧日本テレパソロジー研究会）において作成されたが、それは主に術中迅速組織診断を行う場合を想定していた。従ってそのガイドラインをそのままルーチンを含めた遠隔細胞診に適用すると不具合な点が少なからず出てくるのが避けられなかった。そこで細胞診の特性を充分に踏まえた、遠隔細胞診専用の運用ガイドラインを作成する必要が生じていた。

　一方、臨床細胞学会においては、平成 11 年の会長（杉下 匡先生）諮問「テレサイトロジー検討委員会報告」があり、また数次に亘る学会ワークショップやシンポジウムにおいてテレサイトロジーに関する議論が深められて来た。そして平成 18 年 11 月、日本テレパソロジー・バーチャルマイクロスコピー研究会と日本臨床細胞学会は合同で、「テレサイトロジー運用ガイドライン作成の為の委員会」を立ち上げ、約半年の検討を経て、本編が作成された。

(2) 目　標

　本ガイドラインは、術中迅速細胞診のみならず、ルーチンの細胞診も対象とし、それらが"遠隔"の状況においても、電子的手段を用いて安全にかつ有効に行われるために必要な手続き、方法および注意点を明らかにすることを目標とした。また遠隔細胞診の基本的技術課題についても一定の解説を付すこととした。

2. 総論的事項

2.1　遠隔細胞診（テレサイトロジー：telecytology）の定義と類型

　遠隔細胞診（テレサイトロジー：telecytology）は、細胞診ガラス標本上の細胞像をデ

ジタル情報化し、それらを種々の回線を通じて遠隔地に伝送し、そこでモニター上に細胞画像として再現し観察することにより、遠隔の2地点、または多地点間で、狭義には細胞診断やコンサルテーションを、広義には細胞診教育、研修、学会活動など、細胞診断学の諸活動を行うことを言う。顕微鏡画像診断の広領域を扱う広義のテレパソロジー（telepathology：遠隔病理診断）の一分野に含まれる。

　また遠隔診断システムは、構成要素の物理的、機械的側面の違い、画像観察法および運用法の違いなどから、様々に分類出来る。その分類の代表的なものを以下に列挙したが、各システムには長所および短所があり、テレサイトロジーを行うにあたっては、目的に適したシステム選択をする必要があることは言うまでもない。

(1) 画像観察法による分類
　1) 静止画システム
　2) 動画システム

(2) 画像の取得側と遠隔観察側との画像同期状態による分類
　1) 同期システム
　2) 非同期システム

(3) 観察視野選択権の違いによる分類
　1) 受動診断システム
　2) 能動診断システム

(4) 画像取得のタイミングと範囲および画像観察法の違いによる分類
　1) バーチャルスライドシステム
　　1)-1 カメラ画像タイリングシステム
　　1)-2 ラインセンサーシステム
　2) 非バーチャルスライドシステム

(5) 使用回線の物理的種別による分類
　1) メタル回線システム
　2) 光ファイバーシステム

(6) 使用回線の帯域による分類
　1) ナローバンドシステム
　2) ブロードバンドシステム

(7) 使用回線の運営様態による分類
　1) 公衆回線システム
　2) 専用線システム
　3) インターネットシステム

2.2　テレサイトロジーと法律

　平成 9 (1997) 年 12 月 24 日の旧厚生省の通達、健政発第 1075 号 "情報通信機器を用いた診療（いわゆる「遠隔診療」）について" により、「遠隔診療のうち、医療機関と医師または歯科医師相互間で行われる遠隔診療については、医師又は歯科医師が（地域医療機関で）患者と対面して診療を行うものであり、（対面診療を規定した）医師法第 20 条および歯科医師法 20 条との関連の問題は生じない―――」とされ、遠隔診療のうち病理画像等の遠隔診断は法律上容認されるとの見解が示されている。テレサイトロジーは上記の病理画像等の遠隔診断に含まれるものである。

2.3　チーム医療としてのテレサイトロジー

　テレサイトロジーはチーム医療の一つであり、参加する各メンバーが空間的に離れていても、意思疎通良好な単一の医療チームとして機能出来るようにしなければならない。

2.4　テレサイトロジーの診断限界

　現在までに報告されたテレサイトロジーの診断成績は、従来の顕微鏡直視下の細胞診断と較べて大きな遜色のないものであった。しかし乍ら少なくとも現時点では、遠隔診断では顕微鏡直視下の診断と較べた場合に、単位時間に処理出来る画像情報量に一定の限界が存在し、また遠隔診断者の細胞観察の自由度にも一定の制約があることも事実である。従って、遠隔診断の成績が、顕微鏡直視下の診断成績を超えることは理論上あり得ず、遠隔診断者はこのことを常に念頭に置き、自らの遠隔診断成績が顕微鏡直視下の診断の場合に限りなく近づくよう努力をしなければならない。

2.5　細胞診における業務分担とテレサイトロジー

　細胞診は形態系検体検査の一つに含まれており、主治医と細胞検査士および細胞診専門医の 3 者が、分担・連携・共同して行うべき医療業務となっている。そのワークフローは通常次の 3 段階に分けられる。すなわち、1) まず主治医が細胞検体の採取と場合によってはその 1 次処理（塗抹と固定）を行い、2) 次に細胞検査士が検体処理と標本作成およびスクリーニングを行い、3) そして最後に細胞診専門医が、細胞検査士との共同体制のもとで、細胞判定と診断を行う。

　現在までのところ、テレサイトロジーは上記ワークフローの内、2) のスクリーニング終了後以降のプロセスを遠隔で行うことが適切である。

2.6 テレサイトロジーにおけるスクリーニングの位置づけ

上述プロセス 2) のスクリーニングは、膨大な量の画像情報処理が行われる過程である。従ってこれを遠隔状況下で行うことはバーチャルスライドの場合を含めてなお困難である。現在までのところ普及型コンピュータの能力、および普及型の商業回線の伝送能力は、スクリーニングで発生する画像情報を実用時間内に処理することを可能としていない。したがって、スクリーニングは患者と主治医および細胞検査士のいる地域病院側の on site の作業として位置付けなければならない。

2.7 テレサイトロジーにおけるセキュリティー

テレサイトロジー実施にあたり、診断の前および後ともに、診断関係者全員が、患者情報の保持について特段の注意を払う必要があり、その保護について義務と責任を負うものとする。

2.8 ガイドラインの逐次見直しの必要性

テレサイロトジー機器の性能および使用回線の伝送能力などの機能的要素は、絶えず変化・向上するものである。また医療を巡る社会情勢や価値観も絶えず変化して行くものと考えられる。従って本ガイドラインはそれら変化に対応すべく、絶えず内容の見直しと改訂を重ねることとする。

3. 各論的事項

(1) テレサイトロジーに参加する医療スタッフとして、1) 診断依頼側施設の主治医、2) 同じく診断依頼側施設で細胞標本作製、スクリーニングおよび診断画像の採取・伝送を担当する細胞検査士、および、3) 遠隔診断受諾者としての細胞診専門医が含まれる。

(2) テレサイトロジーに参加する医療スタッフは、相互に良好な意思疎通をはかる為の環境を整備しなければならない。具体的には速やかに応答可能な電話、ファックス、電子メールなどの通信手段を確保するとともに、良好な人間関係を保持しなければならない。

(3) 術中迅速遠隔細胞診では、これを担当する細胞検査士および遠隔診断担当医の同時スタンバイが求められる。従って原則として予約制で実施するものである。

(4) ルーチンの細胞診を遠隔で行う場合は、診断画像情報のやり取りの仕方、細胞判定の方法および細胞診断の返答の仕方などについて、診断依頼側と診断受諾側施設の当事者間で事前の協議と了解を成立させておかねばならない。

(5) テレサイトロジーを依頼する地域病院側主治医は、診断依頼時に、基本的患者情報および臨床情報の要約を、遠隔細胞診断医に伝える義務がある。

(6) テレサイトロジーの依側施設の細胞検査士は、主治医および遠隔細胞診断医の、依頼と指示のもとで、良好な標本作製と、適切なスクリーニングを行う。また遠隔診断システムを起動し、必要に応じて標本を機器に搭載する。 適切な画像選択および画像伝送は、細胞検査士の役割であるが、その適切性の維持と向上のために、細胞検査士と遠隔細胞診断医とは、診断精度向上のための協議を絶えず行うことが必要である。

(7) 遠隔細胞診断医は、能動システム、受動システムの別に拘わらず、診断情報に不足を感じた場合には、直ちに診断依頼側施設の主治医および担当細胞検査士に対して、患者情報の追加や、標本または画像の追加を求めるべきである。

(8) 業務としての位置付けをするテレサイトロジーの実施にあたっては、関係施設間、または関係者間で文書による遠隔診断・コンサルテーション委託契約を締結することが求められる。

(9) 上記契約の中には、遠隔診断関与者、その業務分担と責任、作業手順、システムの保守・管理・維持、およびシステムの導入整備、運用に関わる費用負担に関わる事項が含まれることが必要である。

(10) 遠隔診断終了後、少なくとも診断の決め手となった代表的画像については、適切な記憶媒体に保存し、必要に応じて再生可能な状態としなければならない。

(11) ガラス標本での診断レビュー：遠隔診断された細胞診症例のうち、可及的多数症例について、ガラス標本の直接検鏡レビューによる診断検証を行うこととし、診断精度保証に役立てる。

(12) インターネットを用いたテレサイトロジーでは、特別のセキュリティーの方策を講じない限り、直接患者の特定につながる情報をネット上で扱ってはならない。一方ファックスは患者情報が比較的保護され得る古典的方法である。

(13) セキュリティー保持の目的で行われる患者の匿名化と、匿名化情報の解読の過程では、患者情報の取り違えが起こる危険性を潜在的に孕む。従って患者と診断画像の同一性については、繰り返し万全の注意を払ってこれを確認しなければならない。

(14) テレサイトロジーにおけるデータベースの構築と診断精度保証：テレサイトロジー診断を通じて、患者臨床情報、細胞所見・診断などを含むテキスト情報と細胞画像情報とを結合させた診断データベースを構築することが出来る。テレサイトロジーの診断精度保証は、通常の細胞診の場合と同様であり、それを上記の診断データベースを用いて、電子的手続きとしてより効率的に行うことが可能となる。

4. 基本的技術解説など

(1) 現在テレサイトロジーでは、テレパソロジー専用機器、リアルタイムの顕微鏡動画像、バーチャルスライドなどが利用可能となっている。これらには高額の設備投資を必要

とし、また運用体制構築上の問題なども随伴することを無視できない。一方、顕微鏡静止画像を取得し、インターネットを用いて伝送し、これにかかわるコメントをやり取りして判定・診断する簡便な方法も行われて来たが、その精度が劣る訳ではない。

(2) 画像の質に関して：共有する画像は通常デジタル静止画像であり、そこでは画像サイズが 1280x960 ピクセル、8 ビットカラー深度（RGB で 1670 万色）以上が推奨される。

ただし画像サイズはこれよりも小さいものも必要に応じて利用可能である。デジタル圧縮は容認されるが一般に普及している方法、例えば JPEG 形式などによることが望ましい。

デジタルカメラのセンサーの画素の多さは画像の鮮明さとは直接関係しないが、多くの情報を得る方法としては多い方が望ましい。なお、ディスプレィの表示画素数を超えた画像はウインドウのスクロールなどの操作を加えないと表示できないので注意を要する。現時点では、デジタル画像は顕微鏡を直接観察するよりも分解能が十分と言えないが、撮影者の意図した所見が観察者により容易に認識されるのであれば許容される。

(3) 画像の枚数：診断依頼を行う検査士は診断に必要な可及的に多くの画像を撮影することが望ましいが、撮影者（依頼者）、観察者（診断者）の負担を考えて 30 枚を超えないようにしたい。経験的には、多くの症例ではおよそ 10 枚程度の画像で十分に所見を伝えることが可能と思われる。静止画像故に 1 枚の JPEG 画像ファイルでは焦点を変えた表現が出来ないので必要に応じて焦点を変えた撮影が必要になる。

(4) 画像転送の方法：さまざまの方法が容認され、特定の ftp サーバ、SQL サーバなどに保存先を用意する方法、これに対し特定のサーバを持たない電子メールへの添付なども考慮される。前者ではプラットホームに依存しないクライアントソフトウエアでサーバに接続できることが望ましい。後者の方法では画像は依頼側、診断側の双方で保存されていることが必要である。いずれの方法でもテレサイトロジーに限定した独自の症例番号を付与して管理すべきである。

(5) 意見交換の方法：症例紹介、討論、診断などのコメント交換はさまざまの方法が容認され、特定のサーバなどに保存先を用意する方法、これに対して特定のサーバをもたないで、電子メールのように単にコメントを交換することなども考慮される。前者ではプラットホームに依存しないクライアントソフトウエアでサーバに接続できることが望ましい。

後者の方法では依頼側、診断側の双方で保存されることが必要である。

2007 年 5 月 23 日
日本テレパソロジー・バーチャルマイクロスコピー研究会（現、日本デジタルパソロジー研究会）– 日本臨床細胞学会合同 テレサイトロジー運用ガイドライン作成委員会

委員長

土橋康成 （財）ルイ・パストゥール医学研究センター

委　員

山城勝重 （北海道がんセンター）

平井康夫 （癌研究会付属病院）

長村義之 （東海大学）

佐々木毅 （横浜市立大学）

白石泰三 （三重大学）

安達博信 （鳥取大学）

谷山清己 （呉医療センター）

吉見直己 （琉球大学）

川村直樹 （市立稚内病院）

布引　治 （神戸常磐短大）

8.3 デジタルパソロジー診断の運用概説 (2015)

テレパソロジー運用ガイドライン（2005）およびテレサイトロジー運用ガイドライン（2007）の作成から既に 10 年以上の時を経た。その間の画像情報システムおよびデジタル病理診断システムの進歩は著しく、新たに WSI の活用を主軸に据えたデジタルパソロジー運用ガイドラインの作成が必要となり、日本デジタルパソロジー研究会および日本病理学会デジタルパソロジー検討委員会内でその検討が続けられた。2015 年 11 月までの検討結果は、デジタルパソロジー運用ガイドライン Japan-2015（素案）として一旦まとめられたものの、公式に収録されるに至らなかった。デジタルパソロジー全般についての概説的内容を含み、今後の参考資料として重要であったことから、部分的修正を加えて新たに「デジタルパソロジー診断の運用概説」としてここに採録する。

1. はじめに

デジタルパソロジーは、遠隔病理診断（Telepathology）に牽引されて発展し、遠隔診断、教育、コンサルテーションへの応用のみならず、一部では通常の一次病理診断への応用も始まった。遠隔病理診断システムは、近年従来の顕微鏡観察をベースとした診断システムから、WSI：whole slide imaging を用いたシステムの使用へと急速に移行しつつあり、その過程での技術革新はデジタルパソロジーの発展に大きな貢献をした。遠隔病理診断は、現在デジタルパソロジーの一運用領域として行われ、そのガイドラインは、デジタルパソロジーの運用指針も含んでいる。

遠隔病理診断に対するガイドラインは、1999 年、米国遠隔医療学会テレパソロジーSIG（American Telemedicine Association Telepathology Special Interest Group：ATA-Telepath. SIG）により提案され、その和訳が紹介されている[1]。我が国では 2005 年、旧日本テレパソロジー研究会（現、日本デジタルパソロジー研究会）において、「テレパソロジー運用ガイドライン」が作成され[2]、さらに 2007 年、日本臨床細胞学会と旧日本テレパソロジー・バーチャルマイクロスコピー研究会（現、日本デジタルパソロジー研究会）合同で、「テレサイトロジー運用ガイドライン」が作成された[3]。その後 ATA-Telepath. SIG のガイドラインは、ピッツバーグの Liron Pantanowitz を Chair とする Work Group による改訂が行われ、現在、2014 年版がインターネット上に公開されている[4]。日本の

テレパソロジー運用ガイドラインも現在改訂作業が進められるところである。

　本編は主にデジタルパソロジー診断の運用のあり方に関して、日本デジタルパソロジー研究会内および日本病理学会デジタルパソロジー委員会で行われた 2015 年段階までの議論に基づいて、一定のまとめを行ったものである。

2. デジタルパソロジー概説

2.1　デジタルパソロジーの定義

　肉眼レベル、顕微鏡レベルを問わず、病理画像を一旦デジタル情報として電子化し、モニタ上に再現表示させたデジタル画像を用いて、病理診断、教育、研究等、病理の諸活動を行うことを言う。

Definition of Digital Pathology：

Pathology practice including diagnosis, education, research etc., by digital monitor images generated through electronic digital capture of macroscopic and/or microscopic pathology images.

　顕微鏡病理画像の情報化は、画像をデジタル信号で扱うようになって以後も顕微鏡 1 視野毎に扱って来たが、隣接する顕微鏡デジタル画像を貼り合わせて合成する技術が発達し、かつコンピュータの情報処理能力が飛躍的に向上したことで、ガラススライド標本の広い領域を高い画素密度でカバーする巨大な画像ファイルを作成することが可能となった。結果として一枚の病理ガラススライド標本を 1 個の画像ファイルとしてモニタ上で自在に再現して扱うことが可能となった。これが WSI と呼ばれる技術であり、病理の情報革命を象徴する技術と言えるものである。現在、デジタルパソロジーは WSI を用いるものが主流となっている。

　デジタルパソロジーの本質は、デジタル情報化を通じて病理画像に保存性、伝送性、再現性、計測性などを獲得させたところにある。伝送性の獲得は遠隔病理診断を可能とした。保存性、再現性は過去の経験例を比較参照しながら病理診断を行うことを可能とし、症例のアーカイブを通じては、より有効な病理教育を可能とした。モニタ上では細胞・組織像の弱拡大から強拡大まで自在の拡大での観察を可能とし、さらに複数画像の比較観察や、弱拡大像中の部分像の位置を確認しながら強拡大観察することなどを可能とした。また長さ、面積、個数計測など種々の計測が可能となり、客観的な病理判定を可能とした。画像解析を通じては、免疫染色や種々の特殊染色の定量的判定が可能となった。さらに病理画像解析の発展は病理診断の部分的自動化に道を開きつつある。

一方、これら病理画像の半ば自在の運用を可能としたデジタルパソロジーではあるが、病理標本の直接的光学的観察の場合に較べて、モニタ病理画像の画質や情報量には一定の制限があり、また増加の一途を辿る病理画像情報量の保管と運用に課題を残している。したがって、これらデジタルパソロジーのプラスの側面を評価しつつ、マイナスの側面については現実的な解決法を得ながら、デジタルパソロジーを病理組織および細胞診断に活用していくことが求められている。

2.2 直接的光学的観察とモニタ画像観察の違い

モニタ上の病理画像の情報量は、顕微鏡像直視下の光学的病変観察の際に処理される情報量よりも少ない。またデジタル再生画像の情報密度は直接的光学的観察の場合よりも小さいから、時にそれらの情報不足が原因となって、「モニタ上では診断が困難」という事態を招く。そのような事態となった場合には、

(1) 不足している情報を追加採取して補足するか、

あるいは

(2) 直接的光学的観察に切り替えるか

の何れかの選択をして診断・コンサルテーションの目的を達成することが必要である。

病理診断は病変を視覚的に観察し形態学的に診断することを基本としている。この病変の視覚的観察を、従来は肉眼レベル、顕微鏡レベルで直接的光学的に行って来た。しかしデジタルパソロジーではモニタ上に再現されるデジタル病理画像の観察により行うのであり、その画像はまず採取（capture）段階で情報総量が決定され、表示段階ではモニタの性能と特性に支配されて生成する。電子化される画像情報密度は、画像採取の際に用いられる顕微鏡拡大倍率と画像センサーの性能により規定され、病変をどれだけ細かく観察することができるのか（画像精細度）の大枠が決定される。

2.3 デジタルパソロジー診断・コンサルテーションを行う場合の基礎情報

病理の顕微鏡ガラススライド標本には、病理標本識別番号や患者名が記されている。これらと同様に、ある患者のある病理診断デジタル画像ファイルには、固有のファイル番号と共に、紐づけされた該当病理標本識別番号、患者属性情報、臨床情報、標本情報等に加えて、

(1) デジタル画像採取の日時と場所

(2) 画像採取に用いられた機器名と顕微鏡拡大倍率

が記録されることが望ましい。またこれらの諸情報が同一患者に帰属していることは、あらゆる機会を捉えて確認することが必要である。

3. デジタルパソロジー診断に於ける至適画像ファイルの作成

3.1 診断・コンサルテーションに適した画像ファイルの作成

　診断・コンサルテーションの目的を達成できる画像ファイルを如何に適切に作成するかはデジタルパソロジーで最も重要な課題となる。そして良い画像ファイルとは、病理診断・コンサルテーションで必要とする画質を担保し、かつ診断・コンサルテーションの目的を達成するに必要十分な画像情報量を保持したものと言える。ここで具体的問題となるのは、スライドガラス標本の XY 平面上のどこのどれだけの領域を画像取り込みの対象とするのか、また Z 軸上にシフトさせた X'Y' 平面上の情報をどれだけ必要とするのか、そして何倍の対物レンズを用いて画像取り込みを行うのかという問題である。

　組織構築の観察に重きがある病理診断の場合は、比較的低倍率での画像取り込みで診断目的が達成される。分化度の比較的高い上皮性腫瘍症例はその例となる。一方で個々の細胞所見や核所見、および核内所見の観察に重きがある病理診断の場合は、高倍率での画像取り込みで、しばしば Z 軸方向での画像情報も必要となる。血液リンパ系の腫瘍診断や腎糸球体疾患の診断、細胞診などがその例となる。また微生物の存在と同定の診断、例えば胃粘膜の生検診断で helicobacter pylori の存在診断を行う場合には、対物レンズ 40 倍での画像取り込みが不可欠となる。

3.2 デジタルパソロジー運用の時間、作業およびコスト

　デジタルパソロジーは、実際の運用上新たに発生する作業、時間およびコストの考慮無くして成立するものではない。現在製品化されている機器を用いてデジタルパソロジーを行う場合、画像取り込みという作業があり、その担い手は病理技師となる場合が多い。ガラススライド病理標本の画像取り込み装置への装着 (loading) と脱着 (unloading) が正確に行われることは重要であり、その管理 (management) は病理診断部門の重要な仕事となる。

　また画像取り込みはデジタルパソロジーで最も時間を要するプロセスである。高倍率(対物レンズ 40 倍) での画像取り込みを行う際に、一枚のガラス標本の組織サイズが大きい場合や一症例あたりのガラス標本枚数が多い場合には、画像取り込みに相応の長時間がかかることを考慮しておかねばならない。

　画像取り込みの結果作成されるデジタル画像ファイルのサイズは、該当の病理標本サイズと共に、画像取り込みの際に設定される画素密度で決定される。具体的には用いられる画像取り込みの際に用いる対物レンズの倍率に依存する。標本面積が大きな症例を対象とした場合、及び高倍率の対物レンズ設定で画像取り込みを行った場合には、生成される画像ファイルサイズはギガバイトのオーダーとなり、画像記憶装置に大きな負荷を発生させることとなる。デジタルパソロジーでは、病理画像情報が増加の一途を辿るので、その記

録に対して対策が必要であり、かつ一定のコストが発生することを予め理解しておかねばならない。現在クラウドの利用が進みつつあるが、その利用に関して利便性とともに安全性と経済性が向上することを期待している。

3.3　目的毎の画像ファイルの至適作成

　診断という目的のみに関わるならば、より高精細で、より情報量の多い画像ファイルを作成しておくことが望ましく、対物レンズ 40 倍での画像取り込みで、かつ Z 軸方向の情報も含めた画像ファイルを作成することが望ましく思われる。しかし前項で述べた如く、それはデジタルパソロジーの実運用上、手間と時間およびコストをいたずらに多く発生させることともなるので、現実的選択とはしない。したがって実運用上、至適な画像ファイルの作成とは、診断コンサルテーションの目的毎に、その目的を達成できる必要最小限の情報を含んだ画像ファイルを作成することとなる。

3.4　コンサルテーション目的での至適画像ファイルの作成

　病理診断のコンサルテーションを行う場合は、通常コンサルテーションの依頼者が病理診断上の問題点を既に煮詰めている。したがって病理所見解釈上の問題点を含む、限定された、または代表的な少数枚のガラススライド標本を対象として画像ファイル作成を行えば良い。その際の画像取り込み倍率は経験的に対物 20 倍を基本とするのが妥当である。さらに所見解釈上の問題点を多く含む観察注目領域、ROI（Region of Interest）を予め依頼者側で選択して、その領域に限って、必要に応じて高倍率、または Z 軸上にシフトさせた平面における画像採取を追加しておくことが有用となる。

　以上の条件下でコンサルテーションの目的が達成されることが多い。しかし達成できなかった場合は、3.2 で述べた如く、コンサルタント側から依頼者側に、さらに必要とする画像情報を含んだ画像ファイルの追加を要望したり、あるいはガラススライド標本の直接的光学的観察によるコンサルテーションに切り替えることが必要である。

3.5　術中迅速病理診断を行う際の至適画像ファイルの作成

　術中迅速診断は短い時間制限の中で正しい病理診断が求められる。同時に扱う症例は通常 1 例であり、また提出材料の数は通常 1 症例あたり 1 から数個と少なく、また提出される標本のサイズは一般に小さく、例えば材料が大きい消化器切除断端の判定の場合でも、長径数 cm 以内である。また診断依頼側と診断受諾側とはほぼ同時性に一連の遠隔診断作業にあたっている。これらの時間特性、標本特性、および診断体制の特性を踏まえて、至適画像ファイルは、まず対物レンズ 20 倍での画像取り組みを速やかに行い 1 回目の診断画像ファイルとし、その観察に基づいて観察注目点、ROI (Region of Interest) を定める。次に ROI を中心として、必要に応じて対物レンズ 40 倍での画像取り込みを診断依頼側に要請し、2 回目の診断画像ファイルとして診断観察を続ける。このように診断依頼側と診

断受諾側とが interactive なやり取りをしながら画像診断を進めることが、時間的にも作業的にも無駄のない診断運用となる。執刀医への診断結果の伝達は、看護師を介することなく執刀医本人に直接音声で行うことを原則とし、またその際に診断の決め手となった画像をモニタ上に提示することが望ましい。診断を確定できなかった場合には、その理由を執刀医に伝え、可能性の高い病変の言及までに留める。その上で、永久標本での最終診断を行う。

3.6　ルーチンの1次診断を行う際の至適画像ファイルの作成

　上述を踏まえて、ルーチン症例を対象とするプライマリのデジタルパソロジー診断は、その対象を1症例あたりの標本枚数が少なく、かつ標本サイズの小さいものとすることが現実的選択となる。画像ファイルの作成は対物レンズ20倍以上での画像取り込みを基本選択とする。標本サイズが米粒ほどである消化管の粘膜生検に代表される鉗子生検材料では、はじめから対物40倍での画像取り込みを行っても画像記憶装置への負担が少なくて済む。対物レンズ20倍での画像取り込みファイルでの診断において、診断情報が不足していた場合には、ROIを定めて追加の画像取り込みを対物レンズ40倍で行い、診断を続ける。それでも診断を確定できなかった場合には、その理由を記載した上で、躊躇なく顕微鏡直視下での診断に切り替えて最終診断とする。

4. デジタル画像ファイルの適正・不適正の判定

　デジタル画像診断・コンサルテーションを行うに先だって、診断画像ファイル作成が適正に達成されているか否かを判定する必要性がある。

(1)　観察対象にしようとする組織細胞領域の全領域について画像取込が為されたか否か、

(2)　フォーカス、コントラスト、色調が適正な画像ファイルが作成されたか、

(3)　作成画像ファイルのデータ欠損が無いか？

などが診断に先だって検証されなければならない。これらの検証を誰がどの作業段階で行うのかについては、個々の施設の諸事情により決定されるべきものである。

5. 出発点として重要な、診断に適した良好標本作成

　適正な診断デジタル画像ファイルの作成の前提は、言うまでも無く、診断に適した良好なガラススライド標本が作成されていることであり、その精度管理は極めて重要である。

6. 病理診断画像ファイルの保存とガラススライド標本の保存

　デジタルパソロジーで診断に用いられた画像ファイルは、国民の平均寿命以上の年数保存されることが望ましい。それは超高齢者の場合であっても、当該患者の病理診断の全過去歴を画像付きで参照可能にすることがより進んだ医学医療形態であると考えられるからだ。一方、法律上に規定されるカルテの保存期間に準じるならば、診断から5年間、病理診断ファイルが診断画像とともに保存され、必要に応じて再生可能としておけば良いこととなる。画像ファイルが既に作成され、デジタルパソロジーまたは顕微鏡直視下の光学観察で病理診断を終えたガラススライド標本および当該パラフィンブロック標本の保存期間は病理学的観点および研究的観点の両者を踏まえ施設ごとに決められることとなる。ROIに相当するパラフィンブロック領域を刳り貫いて、新たな組織アレイパラフィンブロックとして長期間の保存用とすることも今後考慮されるべきである。

7. 本概説の見直しについて

　デジタルパソロジーは、画像情報システムと情報通信システムの技術発展に大きく依存している。そしてこれら技術の発展は留まることを知らない。したがって、技術発展とそれによる社会変化を受けて、このデジタルパソロジー診断の運用概説を継続的に見直していかねばならない。諸兄姉の知恵と経験を注いで戴き、より良き運用法が確立されて行くことを念願している。

（2015.11.20　文責：土橋 康成）

　本編のまとめの過程で以下の方々から貴重なご意見を寄せて戴いた。ここに掲げて謝意を表したい。

白石　　泰三（三重大学）

森　　　一郎（国際医療福祉大学）

真鍋　　俊明（滋賀県立成人病センター）

東福寺幾夫（高崎健康福祉大学）

山城　　勝重（北海道がんセンター）

谷山　　清己（呉医療センター）

島田　　　修（DPJ 細胞病理医院）

齋藤　　勝彦（富山市民病院）

（土橋 康成）

参考文献

1) 東福寺幾夫、八木由香子、土橋康成 他：米国遠隔医療学会テレパソロジー SIG による
   テレパソロジー臨床運用ガイドライン. 新医療 2000, 1 月号 138-141

2) 土橋康成、澤井高志：テレパソロジーの普及にとって必要な運用ガイドラインの作成.
   癌の臨床 2005, 51 (9)：721-725

3) 日本テレパソロジー・バーチャルマイクロスコピー研究会 - 日本臨床細胞学会合同、テ
   レサイトロジー運用ガイドライン. http://www.medic.mie-u.ac.jp/tpvm/guideline.pdf
   2007

4) Clinical Guidelines for Telepathology. http://www.americantelemed.org/resources/
   telemedicine-practice-guidelines/telemedicine-practice-guidelines/clinical-guidelines-
   for-telepathology#.Vc4KOxEVjIU. August 2014

8.4 デジタルパソロジー技術基準（第2版）

1. はじめに

1.1　背景

　コンピューターの高性能化、高速デジタル通信回線、画像圧縮技術（JPEG）等の情報通信技術（ICT）の進展を受け、1990年代半ばにはテレパソロジーの臨床応用が始まった。以来、病理診断分野においてもICT、とりわけデジタル画像技術の応用研究が進展し、WSI（Whole Slide Imaging）システム（バーチャルスライドシステムともいう）へと発展した。WSIは現在では術中迅速の遠隔診断やコンサルテーション、医療機関間連携などに用いられ、その用途を拡大してきている。

　こうした実情を踏まえ、日本病理学会は2014年に保険医療機関間連携を利用した病理診断にWSI画像伝送の適用を認めるよう要望したが、厚生労働省からは以下のような指摘を受けた。

(1)　WSI等画像の診断精度のエビデンスが乏しい。

(2)　WSI等画像の共通フォーマットや、観察用の画像ビューワーソフトウェアがない。

(3)　画像によるモニター診断で「最終診断」と言い切れるか。

(4)　病理専門医の試験にWSI等を用いた出題や、研修プログラムにWSI等の利用は明記されているか。

(5)　日本病理学会では「WSI等画像によるモニター診断で実施可能」のコンセンサスはあるか。

　これらの指摘に対応すべく、日本病理学会はデジタルパソロジー検討委員会（委員長：佐々木毅東京大学准教授）を立ち上げた。

　日本病理学会の動きに呼応し、WSI機器・システム等のベンダーグループでは、共通画像フォーマットや共通画像ビューワーソフトウェアを提供するための環境整備を進めることとし、デジタルパソロジー技術基準検討会（以下、本検討会）を2014年6月に発足した。本検討会は、日本デジタルパソロジー研究会（以下、DP研究会）の下部組織と位置づけられ、デジタルパソロジーシステムに関わる技術要件等の検討を開始した。その後1年に及ぶ成果は、2015年6月に「病理診断のためのデジタルパソロジーシステム技術基準第1版（以下、基準V1）」としてまとめられ、2015年7月からDP研究会ホームページに掲載し、公開した。

また、診断精度のエビデンスに関しては、2015 年度に厚生労働科学研究費による研究班（班長：福岡順也長崎大学教授）が発足し、データの集積と検証を進めている。

　2016 年 4 月には、日本病理学会デジタルパソロジー検討委員会の委員長が森一郎国際医療福祉大学三田病院教授に交代し、メンバーも拡充され、その役割の見直しも行われ、平成 30 年度の診療報酬改定に向けて、保険診療におけるモニターでの診断適用の実現を目指すこととなった。

　本検討会も、保険診療適用に向けたシステムや機器の技術要件を明確にすべく、2015 年度の基準 V1 の見直しを行った。その過程においては、病理診断における精度管理 (付録 1 参照) についても検討した。また、ユーザーである病理医・臨床検査技師も招致し、ユーザーの要望に応えるべく討議の機会も設けた（付録 2 参照）。その結果、ユーザーからの主要な指摘事項は以下に集約される。

　デジタル画像による診断に限界のあることはベンダー技術者のみならず多くの病理医も承知しており、何が何でもデジタル画像診断をしたいわけではない。必要に応じて直接検鏡に切り替えることは当然のことである。しかし、取り込んだ WSI 画像の Focus エラーが多いと、円滑なデジタル画像診断業務に支障をきたすので、その極小化への不断の努力を希望する。目安としてのエラーレートなども提示されることが望ましい。また、放射線領域で実施されているような技師による検像を取り入れることには、その負担が大きく、実施には困難を伴うことが想定される。取込画像について、主たる不良原因である Focus エラーの発生場所や発生状況をユーザーに知らせる機能など、より円滑な運用を支援する機能についても検討を進めて欲しい。

　こうした検討の成果物が、「病理診断のためのデジタルパソロジーシステム技術基準第 2 版（以下、基準 V2)」である。

1.2　目的

　「病理診断のためのデジタルパソロジーシステム技術基準」は、以下の事項を実現することを目的とする。

(1) 日本病理学会デジタルパソロジー検討委員会の定めたデジタルパソロジー運用ガイドライン（以下、運用 GL）で認められた用途に用いられる機器・システムの満たすべき機能要件や性能水準（以下、技術要件）を明らかにすること。

(2) 前項の技術要件を満たす機器・システムを利用することで、病理診断やコンサルテーション、教育、研究などの諸活動が円滑に実施され、ユーザー、患者に便益をもたらすこと。

(3) 以って、デジタルパソロジーのさらなる発展、日本の医療水準の向上に寄与すること。

1.3　基準 V1 からの主な変更点

基準 V2 では基準 V1 から、主として以下の事項について検討を加え、変更した。

(1)「デジタルパソロジー」の定義

　「デジタルパソロジー」の定義については、DP 研究会あるいは日本病理学会の定義に準拠する。

(2) 検討対象の限定

　基準 V2 では、検討対象をバーチャルスライドの応用に絞り込み、動画および動画システムについては、対象外とした。

2. 適用範囲

　本基準は、運用 GL に従って日本国内で実施されるデジタルパソロジーの諸活動に利用される以下の装置、システムおよびソフトウェアに適用する。

(1) ガラス標本のデジタル画像を生成する画像取込装置（WSI スキャナー）

(2) 前項の装置で取り込んだデジタル画像を保存する画像保存システム

(3) デジタル画像を観察するのに用いる画像観察システム（画像ビューワー）

(4) 画像の観察に用いる画像表示装置（モニター、ディスプレイ）

(5) 画像の伝送に用いる通信回線や画像伝送システム

　ただし、汎用の顕微鏡に装着されたデジタルカメラや、携帯電話やタブレットを応用した顕微鏡画像の撮影・伝送・観察には適用しない。

　病理部門のワークフローと本基準の関連を**図 2-1** に示す。

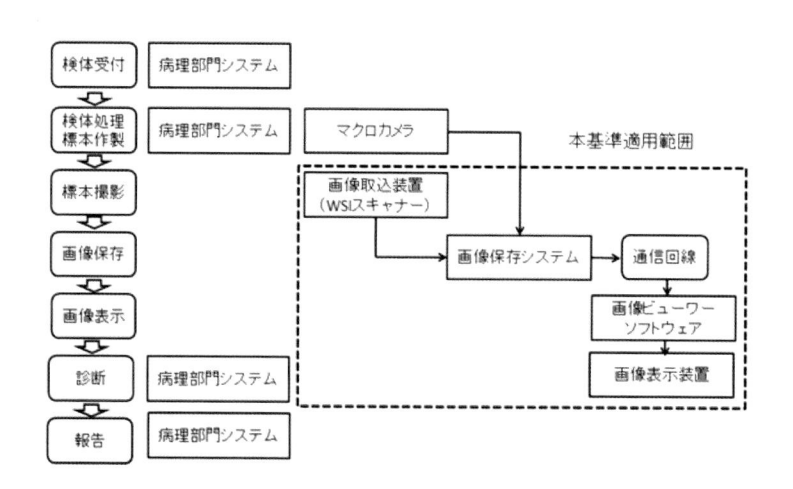

図 2-1　病理部門のワークフローと本基準の適用範囲

3. 用語の定義

3.1 デジタルパソロジーの定義

「デジタルパソロジー」の定義は、DP 研究会あるいは日本病理学会の定義に準拠する。

【参考】「デジタルパソロジー」の定義　　2016 年 9 月 8 日時点

肉眼レベル、顕微鏡レベルを問わず、病理画像を一旦デジタル情報として電子化し、モニター上に再現表示させたデジタル画像を用いて、病理診断、教育、研究等、病理の諸活動を行うことを言う。

Pathology practice including diagnosis, education, research etc., by digital monitor images generated through electronic digital capture of macroscopic and/or microscopic pathology images.

3.2 病理部門のワークフローに関わる用語

病理部門のワークフローに関連する用語を**表 3-1** に示す。

表 3-1　ワークフローに関わる用語

用語	意味
検体受付	病理部門に到着した検体に依頼情報と関連付けた識別情報を割り付け、病理部門の処理の対象として検体を採取した患者と関連付けるとともに、診断対象として登録すること。
検体処理	受け付けた検体について、その特性に応じて処理を行い、標本作製のための準備を行うこと。
切り出し	処理された検体から病理診断対象部位を選択・取出し、標本化の準備を行うこと。
標本作製	検体あるいは切り出した検体の部分について、包埋、薄切、染色、封入などの処理を行い観察可能なガラス標本を作製するとともに、作製されたガラス標本にその識別標識を付与し、一意に識別可能とすること。
診断	ガラス標本を肉眼的に、またミクロ的に観察し、臨床部門からの依頼に対する回答を作成すること。
報告	依頼のあった臨床部門に、病理診断の結果情報を伝達すること。

3.3 標本に関連する用語

デジタルパソロジーの対象物である標本に関連する用語の定義を**表 3-2** に示す。

表 3-2　標本に関連する用語

用語	意味
検体	病理診断のために、人体から生検や手術により取り出された臓器、組織、細胞など。検体から、固定・切り出し・包埋・薄切・染色・封入等の標本作製処理を経て、ガラス標本が作製される。
ガラス標本	標本作製処理を経て、薄切切片をスライドガラス上に搭載し、染色してカバーガラスで封入したもの（プレパラート）。単に標本ともいう。
標本ラベル	ガラス標本の識別のために、ガラス標本に直接記載または貼付されたラベル。目視可能または機械的読み取り可能な記号・符号を含む。
標本識別情報	ガラス標本を一意に指定するため、標本に付された識別のための記号・符号。

3.4　デジタルパソロジーシステムの構成要素に関連する用語

　本基準におけるデジタルパソロジーシステムは、以下の五つの要素から構成されるものとする。

(1)　画像取込装置：ガラス標本の WSI デジタル画像を生成する装置

(2)　画像保存システム：生成されたデジタル画像を保存するシステム

(3)　通信回線：デジタル画像の伝送路

(4)　画像ビューワー：デジタル画像を検索・表示し、その操作制御を行うソフトウェア

(5)　画像表示装置：デジタル画像を画面に映し出す装置これらの関連を**図 3-1** に示す。

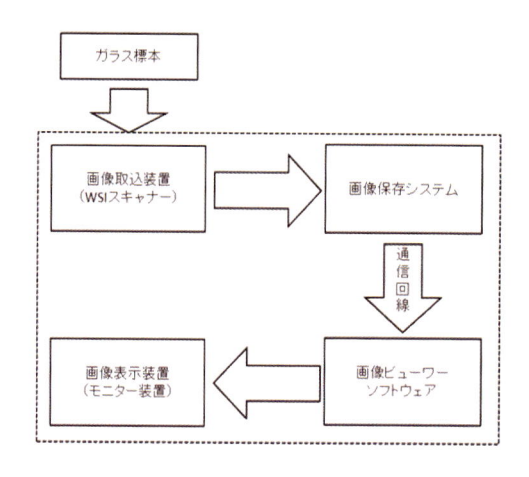

図 3-1　デジタルパソロジーシステムの構成要素とそれらの関連

デジタルパソロジーシステムおよびその構成要素に関連する用語の定義を**表3-3**に示す。

表3-3　デジタルパソロジーシステムの構成要素に関連する用語

用語	意味
デジタルパソロジーシステム	デジタルパソロジーを実現するために必要なシステム一式。
画像取込装置	デジタルパソロジーのための検体や標本のデジタル画像を生成し、画像保存システムに送り込む機能を有する装置あるいはシステム。本基準においては、標本の全域について顕微鏡的拡大画像を取り込む機能を有する装置、WSIスキャナーを指す。
WSIスキャナー	ガラス標本の全域について、光学的に拡大したデジタル画像を生成する機能を有する装置。
画像保存システム	画像取込装置が生成したデジタル画像を保存する装置およびデジタル画像を管理するソフトウェアから成るシステム。
画像観察システム	デジタル画像を画像表示装置（モニター）の画面に表示し観察するためのシステム。画像ビューワーソフトウェアとモニターから構成される。
画像ビューワー	画像観察システムの操作・制御や標本のデジタル画像の表示等を司るソフトウェア。
画像表示装置	画像観察システムの操作制御や画像等の表示のために利用される表示装置。モニターともいう。
システムコンソール	各種装置やシステムの操作制御を行うために、モニターのほか、キーボードやポインティングデバイス等を装備した端末装置。

3.5　観察の対象となる画像に関連する用語

　デジタルパソロジーにおける観察の対象である画像に関連する用語の定義を**表3-4**に示す。

3.6　画像等の精度に関連する用語

　デジタルパソロジーに用いられる画像やモニターの精度に関連する用語の定義を**表3-5**に示す。

4. デジタルパソロジーシステムの機能展開

　デジタルパソロジーシステムを構成する装置やシステムについて機能展開した結果を以下に示す。ただし、モニター装置と通信回線については、デジタルパソロジー固有のもの

表3-4　ワークフローに関わる用語

用語	意味
全体像	ガラス標本上の薄切切片について、その全貌を表示できるように撮影したデジタル画像。肉眼像、マクロ像、ルーペ像ともいう。
拡大像	ガラス標本上の薄切切片について、その一部を全体像よりも高倍率に拡大し、モニター画面に表示されたデジタル画像
ガイド画像	モニター画面に表示された全体像に、表示中の拡大像の領域を示す矩形等を重畳して表示した画像。ナビゲーション画像、マップ画像などという場合もある。
ROI 画像	画像表示装置の画面に表示されたデジタル画像の関心部位（Region of Interest：ROI）について、別途保存した画像
アノテーション	モニター画面に表示されたデジタル画像に重畳して表示される矢印、図形、コメントなど

表3-5　画像やモニターの精度に関連する用語

用語	意味
光学分解能	顕微鏡光学系において、標本面に焦点を合わせた場合に、標本面における二つの点を見分けることのできる2点間の最小距離をいう。 一般に、対物レンズの開口数が $N\!.\!A.$ で示される場合、波長 λ における光学分解能 r は、$r = \dfrac{0.61\lambda}{N\!.\!A.}$ なる式で示される。 補足：光学分解能は対物レンズの拡大倍率には関係しないことに注意
画素ピッチ	撮像素子に関する場合と、モニターに関する場合がある。 （1）撮像素子の隣接する画素の中心間距離 （2）モニターの隣接する表示画素の中心間距離
画像分解能	対象とする光学系を用いて撮像素子を標本面に投影したとき、隣接する画素の中心間距離が撮影対象面においていくらの距離に相当するかを示す値顕微鏡光学系に装備された撮像素子の画素ピッチを p、撮影に関わる光学系の総合倍率を m とすると、標本面における画像分解能 s は $s = \dfrac{p}{m}$ なる式で表される
解像度※	画像表示装置の有する画素数。通常、矩形の横（水平方向）と縦（垂直方向）の画素数を用いて表す。例：1280 × 1024 画素

※デジタルテレビ放送の規格に対応したモニターでは、1920 × 1080 を 2K、3840 × 2160 を 4K、7680 × 4320 を 8K の解像度という。

とは考えられないため、機能展開の対象からは除外した。

4.1　画像取込装置（WSI スキャナー）の機能展開

狭義の画像取込装置は WSI スキャナーである。WSI スキャナーは、スライドガラス上の

標本を光学的に拡大してデジタル画像変換する装置である。その機能を**表 4-1** に示す。

表 4-1　画像取込装置の備える機能

番号	機能名	説明
1	標本照明機能	光源を備え、ガラス標本の撮影部位を必要な明るさと方式で照らす機能
2	光学的拡大機能	ガラス標本を顕微鏡などの光学的手段により拡大し、撮像デバイスに結像させる機能
3	ガラス標本の交換保持機能	画像取り込みの対象となるガラス標本を取り付け、撮影の間保持するとともに、撮影が完了した標本を取り外すことのできる機能
4	ガラス標本の識別機能	ガラス標本から標本識別情報を正しく取得し、画像情報と紐付けする機能
5	全体像の撮影機能	ガラス標本の全貌を俯瞰的に撮影しデジタル画像化する機能
6	拡大像の撮影機能	標本の光学的拡大像をデジタル画像として取り込む機能
7	標本の全域撮影機能	ガラス標本上の切片全域を走査し、撮影する機能
8	撮影時の焦点調節機能	撮影の際に、撮像デバイス面にピントの合った標本の光学的拡大像が結像するように調節する機能
9	画像の貼り合せ機能	タイル状あるいは帯状に撮影した拡大画像について、隣接領域の画像を貼り合せて拡大画像を作成する機能
10	画像の圧縮機能	画像の保存時の情報量を削減するため、情報を圧縮する機能
11	画像の転送機能	標本識別情報と紐付けされた取り込み済み画像情報を、画像保存装置等に送信する機能

4.2　画像保存システムの機能展開

　画像保存システムは、デジタル画像の保存装置とデジタル画像を管理するデータベース（以下、DB）等の関連するソフトウェアで構成される。画像保存システムは、一般にはデジタル画像を DB で管理する画像サーバーが想定されるが、DB を用いないで OS 管理下でのハードディスク装置等への保存も考えられる。

　いずれの場合においても、画像保存システムが備える機能を**表 4-2** に示す。

表 4-2　画像保存システムの備える機能

番号	機能名	説明
1	画像保存機能	取り込んだデジタル画像を、保存する機能

4.3 画像ビューワーソフトウェアの機能展開

　画像観察システムは、保存されたデジタル画像を表示し、観察に供する画像表示装置および関連するソフトウェアから成る。観察用のソフトウェアは一般に画像ビューワーソフトウェアと呼ばれる。画像ビューワーソフトウェアが備える機能を**表 4-3** に示す。

表 4-3　画像ビューワーソフトウェアの備える機能

番号	機能名	説明
1	標本画像表示機能	画像保存装置から目的とする標本画像を正しく表示する機能
2	全体像の表示機能	標本の全貌を俯瞰できる全体像を表示する機能
3	全体像を用いた観察補助機能	全体像を用いて、観察に供するために表示中の標本拡大画像について、標本上の存在領域等を指し示す機能
4	デジタル画像表示機能	デジタル画像を様々な倍率で表示する機能、および視野を移動する機能
5	アノテーション機能	表示中のデジタル画像にアノテーションを付加する機能
6	ROI 画像保存機能	表示中のデジタル画像の関心領域（Region of Interest：ROI）を切り出して保存できる機能
7	関連画像の表示機能	複数の画像を並列に表示する機能

5. 画像取込装置（WSI スキャナー）の機能要件

　標本の拡大画像を撮影する画像取込装置（WSI スキャナー）は以下の機能要件を満たすこと。

5.1　標本照明機能

　(1) 画像取込装置は、ガラス標本を明視野方式で照明する光学系を備えること。

　(2) 照明光は、十分な明るさがあり、撮影範囲全体が撮影に必要な照度が確保されること。

　(3) 照明光は、十分な演色性を有し、取り込まれた画像の色再現を妨げないこと。

　(4) 照明機能を実現する光源の種類、色温度、照明光学系の方式等を付属文書等に記載することが望ましい。

5.2 光学的拡大機能
(1) 画像取込装置は、ガラス標本を光学的に拡大（顕微鏡機能）し、撮像デバイスの表面に結像させる機能を備えること。
(2) 画像取込装置は、ガラス標本を最低限 20 倍に拡大できる対物レンズを備えること。
(3) 上記対物レンズの歪や収差は、画像の貼り合せ等の処理や観察に支障のないこと。
(4) 画像取込装置は、対物レンズの N.A. あるいは標本面における光学的分解能、および画像分解能を付属文書等に記載することが望ましい。複数の倍率での対物レンズを備える場合には、利用できるすべての倍率について、それらを記載することが望ましい。

5.3 ガラス標本の交換保持機能
(1) 画像取込装置は、撮影済みガラス標本を取り外し、次に撮影するガラス標本を装着する標本交換機能を有すること。ただし、ガラス標本を手で脱着する方式も可とする。
(2) 画像取込装置は、撮影対象のガラス標本を安定して保持でき、撮影に伴う装置の動作によってガラス標本の破損、脱落、移動などが起こらないようにすること。
(3) 画像取込装置において、万が一ガラス標本の破損、脱落等が発生した場合には、安全に回復できるよう、手順、方法を付属文書等に記載すること。また、ユーザーによる回復が困難な場合に対処するため、ベンダーの担当部署の連絡先を付属文書等に記載すること。
(4) 画像取込装置に適合するガラス標本の大きさ・厚さ・状態を付属文書等に記載すること。

5.4 ガラス標本の識別機能
画像取込装置は、標本の識別情報とデジタル画像の紐付けに関わる以下のいずれかの機能を有すること。
(1) 光学的または電磁的手段により標本ラベルより標本識別情報を読み取り、標本識別情報と取り込んだデジタル画像と紐付けする機能。
(2) 標本識別情報として、ガラス標本上の標本ラベルを撮影し、その画像を取り込んだデジタル画像と紐付けして保存する機能。

5.5 全体像の撮影機能
(1) 画像取込装置は、標本の全貌を俯瞰する全体像をデジタル画像情報に変換できる撮像装置を備えること。
(2) 上記手段により取り込んだデジタル画像の画素の二次元配置において、縦方向と横方向の画像分解能は同一であること。
(3) 上記の画像分解能を付属文書等に記載することが望ましい。

(4) 画像取込装置は、RGB3 原色等による全体像のカラー撮影ができること。

(5) 前項で撮影したカラー画像の色域および階調は、各ベンダーが設定した品質基準を満たしていること。

5.6 拡大像の撮影機能

(1) 画像取込装置は、標本の光学的拡大像をデジタル画像情報に変換できる撮像装置を備えること。

(2) 上記手段により取り込んだ拡大像の画素の二次元配置において、縦方向と横方向の画像分解能は同一であること。

(3) 上記デジタル画像と標本上の座標軸の対応関係は、全体像のそれと一致すること。

(4) 上記撮像装置に用いられる撮像素子を撮影光学系と組み合わせた画像分解能を付属文書等に記載することが望ましい。[※]

    ※参考：DICOM Supplement 145[″] では、画像分解能を、40 倍対物レンズを使用して撮影した場合に 250nm を標準値としている。

(5) 画像取込装置は、RGB3 原色等による拡大像のカラー撮影ができること。

(6) 上記で撮影したカラー画像の色域および階調は、各ベンダーが設定した品質基準を満たしていること。

5.7 標本の全域撮影機能

(1) 画像取込装置は、ガラス標本の切片全域を走査し撮影する機能を備えること。

(2) 画像取込装置は、スライドガラスの長手方向 40mm、短手方向 20mm 以上の範囲の撮影が可能であること。また、その撮影可能範囲の寸法を付属文書等に記載することが望ましい。

5.8 標本撮影時の焦点調節機能

(1) 画像取込装置は、撮影の際に、撮像デバイス面にピントの合った標本の光学的拡大像が結像するように調節する機能を備えること。

(2) 上記の焦点調節の精度は、各ベンダーが設定した品質基準を満たしていること。

5.9 画像の貼り合せ機能

(1) 画像取込装置は、タイル状あるいは帯状に撮影した標本の隣接領域のデジタル画像を貼り合せ、標本全域をカバーする拡大画像を作成する機能を備えること。

(2) 上記の画像の貼り合せの精度は、各ベンダーが設定した品質基準を満たしていること。

5.10 画像の圧縮機能

(1) 画像取込装置は、撮影したデジタル画像を圧縮する機能を備えること。

5.11　画像の転送機能
(1)　画像取込装置は、撮影したデジタル画像を保存するために、画像保存システムに転送する機能を備えること。

6. 画像保存システムの機能要件

　画像保存システムは、画像取込装置が生成したデジタル画像を保存できなければならない。デジタル画像の保存に当たっては、以下に示す DICOM 規格[1]への対応および電子保存の 3 要件[2]すなわち、真正性・見読性・保存性に留意することが望ましい。

6.1　DICOM 規格に関する留意事項
(1)　必要に応じて、撮影した画像を DICOM Supplement 145[1]に適合したフォーマットに変換可能なこと。

6.2　真正性の確保に関する留意事項
(1)　デジタル画像の保存の際に、ガラス標本の標本識別情報とデジタル画像の対応が確保されること。
(2)　上記の対応関係は画像取込や観察の操作によって変わらないこと。

6.3　見読性の確保に関する留意事項
(1)　画像ビューワーソフトウェアやデータベースソフトウェア等のバージョンアップは、それ以前に保存した画像の再生に支障の生ずることのないように行うこと。
(2)　画像保存システムを構成する装置や記録媒体の増設や更新時には、それまでに保存された画像の再生に支障の生ずることのないように行うこと。

6.4　保存性の確保に関する留意事項
(1)　画像保存システムを構成する装置や記録媒体の劣化によるデジタル画像や標本識別情報等の読み取り不能または不完全な読み取りを防止すること。
(2)　画像保存システムを構成する装置・記録媒体・ソフトウェアの整合性不備によるデジタル画像や標本識別情報等の復元不能を防止すること。

7. 画像ビューワーソフトウェアの機能要件

デジタルパソロジーに利用される画像ビューワーソフトウェアは、画像保存システムに保存された標本のデジタル画像を表示できなければならない。そのためには、以下の要件を満たすことが求められる。

7.1 全体像の表示機能
(1) 画像ビューワーソフトウェアは、全体像をモニター画面上に表示する機能を備えること。
(2) その際、当該標本の取り込み済みの領域を余すことなく表示可能であること。

7.2 全体像を用いた観察補助機能
(1) 画像ビューワーソフトウェアは、前項全体像に当該標本の拡大表示中の領域を示す矩形等を重畳表示し、ガイド画像として標本画像の観察を補助する機能を備えること。
(2) 全体像上で、拡大画像として表示する領域を指定可能なこと。

7.3 拡大画像の表示機能
(1) 画像ビューワーソフトウェアは、観察者が指定した標本の領域の拡大画像をモニター画面上に表示可能なこと。
(2) その際、当該標本の取り込み済みのすべての領域について、拡大画像を表示可能であること。
(3) 上記拡大画像とガラス標本上の座標軸の対応関係は、基本的には全体像のそれと一致すること。
(4) 表示中の拡大画像について、対物倍率または、距離スケールをモニター画面上に表示する機能を備えること。
(5) 表示中の拡大画像について、表示倍率の変更（拡大・縮小）が可能であること。
(6) 上記拡大・縮小の指示操作に対応して、拡大画像の拡大・縮小表示が円滑に実施されること。

7.4 アノテーション機能
(1) 画像ビューワーソフトウェアは、表示中の画像内にアノテーションを挿入できること。
(2) また、必要に応じてそのアノテーションを保存できること。

7.5 ROI 画像の保存機能
(1) モニター画面に表示された画像の一部分または全体を ROI 画像として保存可能な

こと。

7.6　関連画像の表示機能
(1)　観察中の画像の診断の参考とするために、その画像に関連した、同一患者の別の標本画像、異なる染色方法による標本画像、類似症例の標本画像など関連する画像を並べて表示可能なこと。

8. 画像表示装置の技術要件

デジタルパソロジーのために、画像の観察に利用される画像表示装置（以下、モニター）は、以下の機能および性能を備えること。ただし、システムコンソール専用のモニターはその対象外とする。

8.1　画像表示機能
モニターは、以下の機能・性能を備えること。
(1)　1280 × 1024 以上の表示画素数を有すること。[3]
(2)　観察に十分な大きさの画面サイズを有すること。
(3)　画素ピッチは 0.30mm 以下が望ましい。
(4)　標本画像のアスペクト比を変えずに表示できること。
(5)　正確な画像再現のために、デジタルインターフェースを持つことが望ましい。
(6)　観察に適切な輝度（170cd/m^2 以上[4]）で表示できること。
(7)　観察に適した輝度比（250：1 以上[4]）で表示できること。
(8)　ガラス標本の色情報を再現するための色域を有すること。画像取込装置から指定の無い場合は、sRGB[5]に準じた色域を表示できること。
(9)　画像取込装置の階調特性に対応する表示階調特性を有すること。画像取込装置から指定のない場合は、8bit（256 階調）以上とし、sRGB[5]に準じた滑らかな階調特性を有すること。
(10)　表示画面内において顕著な輝度および色のムラがないこと。
(11)　観察に影響するノイズ、アーチファクト（フリッカ、クロストーク、リンギング等）がないこと。

8.2　画像表示装置の使用時の注意事項の記載
画像表示装置の性能を適切に利用できるよう、以下の事項を付属文書等に記載すること。
(1)　視野角による影響

(2) 周囲の照明による影響

(3) 画面サイズ、解像度による影響

8.3 画像表示性能の維持管理に関する留意事項

(1) 使用時間によるモニターの輝度の低下は画像の観察に影響を及ぼすため、画像表示装置は、画面の輝度を適切に管理可能な機能を付与することが望ましい。

(2) 上記の維持管理の方法は、付属文書等に記載すること。

8.4 マルチモニター利用への対応

(1) 複数台のモニター装置を使用する際、同時に利用されるモニター間の表示特性に差異が少ないこと。

9. 通信回線選択の留意事項

9.1 情報セキュリティへの配慮

デジタルパソロジーシステムに使用する通信回線の選択・構築・運用に当たっては、暗号化通信を採用するなどの方法により情報セキュリティの確保に努め、成りすまし、改ざん、盗聴の発生を防止すること。

9.2 医療情報システムガイドラインへの配慮

通信回線の選択・構築・運用に当たっては、「厚生労働省医療情報システムの安全管理に関するガイドライン第4.3版」[2] を参照し、その規定への適合に努めること。

10. おわりに

今回、デジタルパソロジー関連機器・システムのベンダー各社技術者と、ユーザーである病理医・臨床検査技師の協力により、「病理診断のためのデジタル画像システム技術基準第2版」(以下、本基準) が完成した。本基準は、デジタルパソロジーの臨床ガイドラインの検討成果 も取り込み、より実用性を高める意味でも、成果があったと考える。本基準がデジタルパソロジーの普及を促進し、我が国の病理診断、さらには医療水準の向上に貢献できれば幸いである。

検討会メンバーとして真摯に議論に参加した諸氏に心より感謝を申し上げる。この検討

が日本国内におけるデジタルパソロジーに関わる主要なベンダーがこぞって参加したことは、その成果を生かしていくうえで、大きな力となり、有効性を高めることと確信している。しかし、本基準は決して完全なものではなく、今後継続的にその内容を見直し、利用実態との整合を図り、より良いものにブラッシュアップしていく必要がある。また、本基準で規定した技術基準や技術要件の検証や認証の方法も今後検討し、具体化する必要があると考える。さらには、超長期の情報保存への対応やデジタルパソロジーにおける色に関わる標準化など、未解決の課題も残されている。

デジタルパソロジーシステムの開発や構築には、従来の顕微鏡光学技術を基礎とする精密機械の工作・組立技術とともに、さらに高度な画像や情報通信に関わる技術、ネットワークや情報セキュリティの知識などが求められる。私たちデジタルパソロジーの技術に関わる者には、こうしたデジタルパソロジー・リテラシーとでもいうべき基礎知識や情報を、分かり易くユーザーに伝え、円滑で快適なシステム運用の実現を支援していくことが求められる。同時に、我々技術者は、デジタルパソロジーが医療において果たすべき役割やその意義、病理診断に関わるユーザー業務の背景や流れ、運用上の制約等も学び、より良いシステム作りに努めなければならない。

そのための標準的なテキストの作成や講習プログラムの検討も進めなければならないと考えている。また、日本病理学会デジタルパソロジー検討委員会において実施されるであろう「デジタルパソロジー運用ガイドライン」の策定検討にも技術的な面から協力をすることを表明する次第である。また、その際には放射線画像診断用に策定された「遠隔画像診断に関するガイドライン」[6] が参考になると思われる。

本検討会は残存課題の解決に向け、さらに活動を継続していきたいと考える。

11. 参考文献

1) DICOM Supplement 1452　Whole Slide Microscopic Image IOD and SOP Classes、2010 http://www.jahis.jp/wp/wp-content/uploads/23-6_DICOM_Supplement_145_p1-57.pdf
（日本語訳）

2) 厚生労働省　医療情報システムの安全管理に関するガイドライン第 4.3 版　2016 http://www.mhlw.go.jp/file/05-Shingikai-12601000-Seisakutoukatsukan- Sanjikanshitsu_Shakaihoshoutantou/0000119598.pdf

3) 日本医学放射線学会　デジタル画像の取り扱いに関するガイドライン 3.0 版　2016 http://www.radiology.jp/content/files/20150417.pdf

4) 日本画像医療システム工業会 医用画像表示用モニタの品質管理に関するガイドライン JESRA X-0093 * A [2010]

http://www.jira-net.or.jp/commission/system/04_information/files/JESRAX-0093-2010.pdf

5) IEC 61966-2-1:1999 Multimedia systems and equipment - Colour measurement and management - Part 2-1: Colour management - Default RGB colour space – sRGB https://webstore.iec.ch/publication/6169#additionalinfo

6) 日本放射線科専門医会　遠隔画像診断に関するガイドライン　2009 http://www.radiology.jp/content/files/700.pdf

12. 検討会委員名簿

厚木市立病院　　　　　　　　　　　　　　　　　　　　　　山本　秀巨
桑名市総合医療センター（日本デジタルパソロジー研究会会長）
　　　　　　　　　　　　　　　　　　　　　　　　　　　　白石　泰三
国際医療福祉大学三田病院病理（日本病理学会デジタルパソロジー検討委員長）
　　　　　　　　　　　　　　　　　　　　　　　　　　　　森　一郎
高崎健康福祉大学　　　　　　　　　　　　　　　　　　　　東福寺　幾夫（リーダ）
東京大学　　　　　　　　　　　　　　　　　　　　　　　　佐々木　毅
北海道がんセンター　　　　　　　　　　　　　　　　　　　山城　勝重
ルイ・パストゥール医学研究センター　　　　　　　　　　　土橋　康成

EIZO 株式会社　　　　　　　　　　　　　　　　　　　　　橋本　憲幸
オリンパス株式会社　　　　　　　　　　　　　　　　　　　木下　善康
　　　　　　　　　　　　　　　　　　　　　　　　　　　　田中　利彦
　　　　　　　　　　　　　　　　　　　　　　　　　　　　河野　芳弘
　　　　　　　　　　　　　　　　　　　　　　　　　　　　天川　玄太
株式会社クラーロ　　　　　　　　　　　　　　　　　　　　高松　輝賢
　　　　　　　　　　　　　　　　　　　　　　　　　　　　花田　希
サクラファインテックジャパン株式会社　　　　　　　　　　近藤　恵美（事務局）
株式会社三啓　　　　　　　　　　　　　　　　　　　　　　庄司　甲一
　　　　　　　　　　　　　　　　　　　　　　　　　　　　芹川　暁男
株式会社 JVC ケンウッド　　　　　　　　　　　　　　　　湯上　昌郁
　　　　　　　　　　　　　　　　　　　　　　　　　　　　尾崎　重夫
　　　　　　　　　　　　　　　　　　　　　　　　　　　　小池　努

付録 1. 病理診断における精度管理

　日本病理学会デジタルパソロジー検討委員会における運用ガイドラインの検討過程で、技術サイドに以下のような課題への対処が要望された。

(1) 病理診断の精度管理に関わる機能要件や、機器・システムに起因するトラブル防止やトラブル発生時の対応に関わる機能要件を検討すること。その中には、患者・検体・標本と画像情報の対応や伝送された画像情報等の伝送元との対応等の不整合（いわゆる取り違え）の発生を予防することも含まれる。

(2) 病理標本を捨てずに半永久的に保存することは、多くの施設で行われている。同様に、カルテ等の保存期限（5年）を大幅に超過するような長期間の画像情報等の超長期保存への要望に対応すること。

　なお、日本病理学会の「日本病理学会認定病院の新規認定および更新条件に関する提案」

（http://pathology.or.jp/news/iryou-gyoumu/seidokanri-koshin-teian-050201.html）によると、病理診断に関わる精度管理とは、以下の内容を指す。

表 付録 -1　病理診断における精度管理

事務作業・標本作製業務の精度管理	1）検体受付，標本作製，報告書作成：特に患者・標本番号の取り違えの防止 2）染色液，試薬，排液，機具，ブロックなどの管理 3）作製標本の品質管理
病理診断の精度管理	1）生検診断／摘出標本の突き合わせ 2）術中迅速診断／最終診断の突き合わせ 3）細胞診／組織診の突き合わせ 4）二次スクリーニング（ダブルチェック） 5）外部コンサルテーション

　また、NPO 法人日本病理精度保証機構（http://www.jpqas.jp/jigyo/）によると、精度管理は内部精度管理と外部精度評価に大別され、それぞれ以下の内容を指す。

表 付録 - 2　日本病理精度保証機構における精度管理の分類

内部精度管理	各施設の病理検査室内で、pre-analytical（固定、薄切）、analytical（染色）、post-analytical（報告）過程を適正に管理することである。
外部精度評価	病理診断に関連する標本作製、染色、判定、診断の施設間差を調査し評価すること。

　したがって、DP における精度管理等への対応機能としては、具体的には、以下のような機能が必要とされると考えられる。

（1）画像の取り込みにおける、標本番号と画像の誤対応防止

（2）画像の取り込みにおける、WSI 画像の品質管理（画像の焦点不良、色調不良、明るさ不良、貼り合せ不良等の検出、ごみ・異物付着等の防止）

（3）画像の観察時における、迅速標本と永久標本等、複数の関連する標本の画像の表示機能

(4) ダブルチェックへの対応機能

(5) 外部コンサルテーションへの対応機能

付録 2. ユーザー（病理医・臨床検査技師）の意見

　病理医・臨床検査技師にも加わっていただき、合同での議論の機会も持った。その中で、病理医からは以下のような指摘があった。

(1) デジタル画像による診断の限界と取扱いについて

　ガラス標本をデジタル画像化する時点で、たとえ、Focus がきちんと合って完璧な画像が得られたとしても、ガラス標本の持つ情報をすべて取り込めているわけではないことはユーザーである病理医も承知している。従って、デジタル画像で診断できない場合には、顕微鏡の直接検鏡に切り替えることを運用ガイドラインには記載している。

(2) WSI 画像の Focus エラーについて

　テレパソロジーの初期のころ、観察視野の選択を観察側で行えるか否かで Active システムと Passive システムという区分をした。WSI になり、視野に関しては Active となったが、Focus に関しては、依然 Passive であることをベンダーもユーザーも認識すべきである。実際の WSI スキャナーでは、Focus 調整がうまくいかずに取り込まれた、いわゆるピンボケやピントの甘い領域を含む画像が生成されることがある。そのような領域が病理診断上 Critical な領域であれば、その WSI 画像は診断には利用できない。病気の確定診断の重責を担う病理医の立場からは、100% Focus エラーのない画像が得られることが理想であるが、それは現実的な

　要求ではないことは十分承知している。運用上、デジタル画像が診断に利用できない場合には、顕微鏡の直接検鏡に切り替えることに異論はない。業務に関わる作業量をより高い精度で見積もり、ヒトの配置や分担を計画し、業務を円滑に運用していくためにも、ベンダーからは、その割合がどの程度発生するのかの確度情報を提供してほしい（提供すべきである）。

(3) WSI 画像の検像について

　放射線画像診断では、撮影の後、放射線医による読影の前に、放射線技師による「検像」というプロセスを入れることが行われている。WSI 画像で検像を行おうとすると、広大な WSI 画像を隅々までチェックすることが必要になり、その労力は膨大になる。しかし、WSI スキャナーは、すべからく画像取込時に Focus 調整をする機構を有しており、そこ

には撮影時の Focus 状況を評価し、Focus 調整に利用している評価関数が備わっているものと考えられる。そこで、例えば、その評価関数のデータを取り込んだ画像に添付することで、WSI 画像の Focus 状態の 良し悪しをスコア化して示すことも可能になる。また、Focus 調整が不調あるいは困難だった領域を示す機能を WSI スキャナーが提供できれば、病理医による診断前に、技師による画像のチェックや撮り直しも容易に行えるようになると考えられる。

　以上の議論を踏まえて、以下のような考え方を基本として、技術基準検討を進めたい。すなわち、過去、わが国では医療情報の電子保存を推進する際に、3 要件を掲げ、その要件を技術と運用の組み合わせにより克服した。病理画像のデジタル化を進める際にも、同様に技術のみで対応するのではなく、運用とうまくバランスをとることで、デジタル化のメリットを引出すことが可能となると考える。本技術基準は、コストを無視して技術的精緻の極みを目指すのではなく、リーズナブルなコストでシステムの機能・性能を提供し、さらにその運用を支えることで、運用ガイドラインと相補い、デジタルパソロジーに貢献できる基盤となることを目指すものである。そのような意味合いでは、今回十分な検討を行わなかった、補助機能についてのより突っ込んだ議論も必要に思われる。

索引

執筆者一覧

まえがき	森　　一郎（国際医療福祉大学）
2章1節	東福寺幾夫（高崎健康福祉大学）
2章2節	長野　主税（日本顕微鏡工業会）、阿部　勝行（オリンパス株式会社）
2章3節	鈴木　昭俊（株式会社ニコン）
2章4節	小松　亮介（株式会社ニコン）
3章0節-4節	山田　雄二（ソフトバンク株式会社）
4章1節	東福寺幾夫（高崎健康福祉大学）
4章2節	高松　輝賢（クラーロ株式会社）
4章3節	木下　善康（オリンパス株式会社）
4章4節	小倉　　隆（浜松ホトニクス株式会社）
5章1節	土橋　康成（ルイ・パストゥール医学研究センター）
5章2節	布引　　治（神戸常盤大学）
5章3節	東　　　学（北海道がんセンター）
5章4節	布引　　治（神戸常盤大学）
5章5節-6節	山田　寛、伊藤　智雄（神戸大学）
5章7節	森　　一郎（国際医療福祉大学）
5章8節	山城　勝重（北海道がんセンター）
5章9節	渡辺　みか（東北大学）
5章10節	白石　泰三（桑名市総合医療センター）
6章1節	吉見　直己（琉球大学）
6章2節	渡辺　みか（東北大学）
6章3節	森　　一郎（国際医療福祉大学）
6章4節	山城　勝重（北海道がんセンター）
6章5節	齋藤　勝彦（富山市民病院）
6章6節	平岡　伸介（国立がん研究センター中央病院）
6章7節	長村　義之（国際医療福祉大学）
7章1節	土橋　康成（ルイ・パストゥール医学研究センター）
7章2節	鈴木　昭俊（株式会社ニコン）
7章3節	近藤　恵美（サクラファインテックジャパン株式会社）
7章4節	谷山　大樹、谷山　清己（呉医療センター）
7章5節	坂無　英徳（産業技術総合研究所）
7章6節	真鍋　俊明（滋賀県立成人病センター）
8章1節	東福寺幾夫（高崎健康福祉大学）
8章2節-4節	土橋　康成（ルイ・パストゥール医学研究センター）

編集委員

編集委員長：東福寺幾夫

編集委員：近藤　恵美、白石　泰三、鈴木　昭俊、森　一郎

（五十音順）

デジタルパソロジー入門　定価（本体 3,200 円 + 税）

2017 年 9 月 19 日　第 1 版第 1 刷発行 ©

監 修 者　　　日本デジタルパソロジー研究会

発 行 者　　　藤原　大

印 刷 所　　　ベクトル印刷株式会社

レイアウト・デザイン　　株式会社パピルス

発 行 所　　　株式会社 篠原出版新社

〒113−0034　東京都文京区湯島 2−4−9 MD ビル

電話（03）3816−5311（代表）　郵便振替 00160−2−185375

E-mail：info@shinoharashinsha.co.jp

ISBN 978-4-88412-400-7　　Printed in Japan